孩子生了病，妈妈怎么办

专业儿科医生给
中国妈妈的心里话

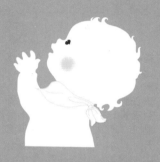

刘海燕 著

U0389494

吉林科学技术出版社
JILIN SCIENCE & TECHNOLOGY PUBLISHING HOUSE

图书在版编目（ＣＩＰ）数据

孩子生了病，妈妈怎么办 / 刘海燕著 . — 长春 ：
吉林科学技术出版社，2012.12
ISBN 978-7-5384-6401-6

Ⅰ．①孩… Ⅱ．①刘… Ⅲ．①小儿疾病－防治 Ⅳ．
① R72

中国版本图书馆 CIP 数据核字（2012）第 296650 号

孩子生了病， 专业儿科医生给
妈妈怎么办 中国妈妈的心里话

著	刘海燕
指导教师	黄绍平　侯　伟　许鹏飞
出 版 人	李　梁
策　划	马　松
责任编辑	许晶刚　端金香　高千卉
封面设计	长春市一行平面设计有限公司
制　版	长春市一行平面设计有限公司
开　本	710mm×1000mm　1/16
字　数	450千字
印　张	18.5
印　数	10001—20000册
版　次	2013年11月第1版
印　次	2013年11月第2次印刷

出　版	吉林科学技术出版社
发　行	吉林科学技术出版社
地　址	长春市人民大街4646号
邮　编	130021
发行部电话/传真	0431-85635177　85651759　85651628
	85677817　85600611　85670016
储运部电话	0431-86059116
编辑部电话	0431-85635186
网　址	www.jlstp.net
印　刷	延边新华印刷有限公司

书　号	ISBN 978-7-5384-6401-6
定　价	39.90元

生病的孩子都是翅膀受伤的天使

在不经意中，一个特定的时空，网络是可以穿过面孔无间道地进入有缘人的心灵的，与海燕医生的认识就是源于这样一种纯粹的偶然。忘记了具体的年月和日期，只记得那是博客刚兴起之时，一群具有先锋意识且特立独行的人，在一个叫敏思的博客社区，自由地表达着人性多维的思想；在纷繁的信息里，也许是医者共有的仁心所透露出来的文字都带有一种人性特有的味道，正是这种味道，在茫茫网海，我们成了思想有交集的朋友。自由表达、宽厚包容的思敏不知何因不久就不自由了，我们就一起来到了搜狐健康博客，开始了专业化的健康博客生活，也是在这里感知到了海燕医生，像一只在心之海用善良的翅膀飞翔的海燕，她是一个站在儿童患者感受的处境用爱心诠释医乃仁术的白衣使者。

做好一名让小患者喜爱的儿科临床大夫是一件很难很难的差使，特别是在当今医患关系不佳的社会环境，除了医技要精湛外，最重要最核心的是要拥有一颗慈爱宽容的心；只有当宽容慈爱融进了工作中的，医生面对患者时才能透发着一种平淡温暖的笑容。常在海燕医生的日志里读到临床工作中的医事纪实和教学趣谈，就明白海燕医生生活在一个医生和文人交汇的境界。一个忙碌的医生，在看病治疗等医事之后，还能把那双敬业的手和那颗向往雅致自由的心相结合，给大家和病友们一份真实医疗生活的分享，这只有一个理由——海燕爱生活，海燕爱病人！

今年七月，她告知说出版社约她写一本关于父母对小孩健康教育方面的书，我说这是很好的事情，是一个网络名医从网络虚拟社区走进现实人群的必由之路。能告知更多的父母教育小孩远离疾病健康成长的方法，那才是真正的仁术呀！看门诊，给急病患者控制了急性症状，是医生的要务；行住院，让患者病症得到有效的治疗并康复，是医术的证明；让病友预防疾病和接受健康教育，是一名临床医生心灵境界升华的大慈悲！

医乃仁术，医生心灵都有这个"仁"，这颗仁核就是生命赋予我们医生心中的那颗不忍之心呀！作为一个医生，要时时把这颗不忍之心拂亮，不能让物欲世界里的一些世俗尘埃蒙蔽了。海燕医生用自己的慈爱和宽容写就每天行医问药的临床生活，在她的医事世界，生命赋予她的那颗不忍之仁心照亮着一个又一个与她有缘的患者。

修心无人见，行善有天知；行医就是修心行善的精进。当仁术之光弥漫我们医生每个细胞的灵魂空间，我们就成了传说中真正的白衣天使了！

我深信缘分，虽然不曾与海燕医生谋面，但知其仁术，晓其文墨，闻其声韵；今撰短文，权当做为海燕医生从一个小医生修炼成一名大医家历程中的见证吧。

中南大学湘雅医学教育中心

邓向雷　医生

孩子的病也是父母的病

读海燕医生的这本书，我情不自禁地想到了鲁迅先生。

20世纪初，年轻的鲁迅远渡重洋到日本去学医，为的是学有所成，来强健中国人的体魄；而在日本学习的经历，让他深深地意识到比强健中国人的体魄更迫切、更重要的是强健中国人的精神，是给中国人虚弱的心灵注入鲜活的血液，于是他毅然弃医从文，从此一生投入了拯救国人灵魂的志业中。

鲁迅先生在谈起自己"为什么会写作"时，有一句话说得很好："是为了揭出病苦，引起疗救的注意。"如果鲁迅不是学过医，也许他说不出这样深妙的话来。是的，从医和从文多么相像，它们都是为了拔除人的"病"与"苦"，只不过是前者是为了人之"身"，而后者是为了人之"心"。

我之所以会从海燕的这本书联想到了鲁迅先生，也正是基于这一点。正如海燕在前言中所说，她至今已经有了16年的行医经历，而这本书，正是她对这16年行医经历的所行、所感、所思的总结。在医院这样一个凝聚了人世间最真切的悲喜之情的地方，我想，每一个医生对于人世的感悟，都有可能会比别一职业的人多很多。而具体到海燕身上来，她是一名儿科医生，比之别的医生来说，我看到她又有了多一层的人生体悟：除了感受孩子本身的病苦之外，她还会感受到孩子的父母心里的那份痛苦。在救治孩子身体上的病痛之余，还希望帮助孩子的父母解除心里的苦痛；通过告诉父母们基本的医学常识和实用的心理技巧，让他们掌握坚实有力的科学武器和心灵武器，来陪着孩子们一起走出病痛之苦——我想，这就是海燕坚持8年的博客写作，并能成就今天这样一本书的最大初衷所在吧。

想到这里，我不由得心生温暖和感动，更有一份踏实，一份敬佩——为我们有一位这样真正能从"身"与"心"两方面去给予身边患者，乃至是更多患者关怀的医学工作者。

我作为一名专门做"家长教育"的教育工作者，与海燕医生相似的一点是，我在工作当中，也常常能感受到做父母心里的病与苦。但这里又有一点不同，那就是：海燕医生所遇到的父母，是因为孩子生病而痛苦，而我遇到的父母，是因为他们自己的心灵出了问题，导致孩子心灵也出了问题，结果他们因此而痛苦。我慢慢地发现，这并不是个别现象，而是在社会的转型期里出现的一种"群病"，要解决"群病"，需要的是群体的共同努力和改变，所以在我的家长教育课里，我建议家长们要"把爱传出去，把幸福带回家"——大家在把自己的"小家"变好的同时，能为"大家"做一点事情，一起努力把我们身边的人、我们的社会变得更好。

海燕医生正巧是几年前，我的一次家长教育课中的一员。那时候我没有想到，我们的学员里会有这样的一员；而更让我没有想到的是，今天她捧着这样一本厚厚的书稿来找我，让我给这本书写篇序，从这每篇每页的字里行间，我真真切切地看到了她是怎样以自己一点一滴的努力，践行了那句话：把爱传出去，把幸福带回家！

大爱，是中华民族的普世价值，一个人，不管他是医生，是老师，是商人，是学者，只有有了大爱，才能真正帮助他自己、他的小家、他身边的大家——去拥有爱、拥有力量、拥有温暖。我在海燕医生的身上，看到了这份大爱，相信会有更多的人在感受到了这份大爱之后，也能像她一样，坚持不懈地传播"爱与幸福"。

一个人真正的强健，是包括了"文明之精神"与"野蛮之体魄"二者的，一名医生在专业知识过硬的前提下，只有以慈悲为怀，才能使他的病人真正地强健起来。我想每一位找海燕医生的父母，都会有一种踏实的心情，而读到这本书的父母，相信你们也会感受到这种心情的。

北京著名教育专家

郑 委

家长应该做孩子的心灵导师

喜闻海燕医生要出《孩子生了病，妈妈怎么做》一书，非常高兴。认识海燕医生是几年前，常常会看到她分享自己的体会或传播"儿科医生眼中的世界"，慢慢地我们彼此熟悉起来，越来越欣赏。她在当下这个对孩子过度关注、过度宠溺、过度治疗的时代，能够客观、平和、审慎下药的医疗风格。30年前我也曾做过近10年的中医儿科医生，对她所说的那些现象："孩子生了病，夫妻俩当着孩子的面互相指责；在医院里遇见不顺心的事，家长当着孩子的面跟医护人员大吵大闹；孩子打针时哭闹，家长哭得比孩子还厉害……"我也深有体会。做了培训师与心理师以后，也对由此而产生的"这些司空见惯的现象，恐怕很少有人会考虑，自己的言谈举止会给孩子带来什么影响？孩子今后会不会与家庭成员和睦相处？会不会在学校与社会搞好人际关系？会不会不怕困难坚强勇敢？家长带孩子看病并不单纯是看病，还涉及到教育孩子的方方面面。"有着深深的担忧。

我们之前认为，当一个人生理成熟以后，结婚生子就自然会做父母了，而现实情况一点不容我们乐观，"幼稚"父母的溺爱和错误的引导，盲目的榜样都是现在孩子自我、个性、孤立的教育前奏，其实孩子的教育与成长是与父母在一起的点点滴滴，日积月累的总合，很多父母都想不通孩子的病为什么会长时间迁延不愈，或千注意万小心为什么结果仍旧三天一小病七天一大病，孩子十多岁后为什么会经常与父母有冲突与隔阂。从心理成长的角度来说，身与心是紧密相连的，身体的疾患可以由情绪引起也可以导致心理疾患，心理疾病可以在身体上呈现，甚至可以导致器质上的病变，近年来更多的病历告诉我们，还有一种让我们匪夷所思的现象，就是有些孩子的病长期治不好，找不明原因的病竟然与父母的婚姻状况、家庭成员对孩子教育的认知、家庭冲突、家长的情绪（担心、恐惧、害怕……）有着这样那样的关联。曾经有一篇文章叫《最好的家教是夫妻恩爱》，其实孩子疾病的治疗中也有一条很重要，那就是：最好的一剂药是父母互敬恩爱。乍一看好像父母互敬与病没什么关系，而事实是爸爸妈妈的互动模式以及家庭成员的互动模式都有可能与孩子的健康有着巨大的、深远的联系。海燕医生的书把治疗患儿的治疗与家庭教育有机的结合在一起，这是很有必要的。极力推荐为宝宝健康成长而"头痛"的父母阅读此书，从此不再"头痛"。

心灵咨询师

刘小宁

让孩子少生病的智慧

亲爱的读者们：

首先感谢您阅读我写的书。

我是一名三甲医院的儿科医生，也是一个13岁孩子的妈妈。在医院里，我时常看到下面的一些现象：孩子生了病，夫妻俩当着孩子的面互相指责；在医院里遇见不顺心的事，家长当着孩子的面跟医护人员大吵大闹；孩子打针时哭闹，家长哭得比孩子还厉害……这些司空见惯的现象，恐怕很少有人会考虑，自己的言谈举止会给孩子带来什么影响？孩子今后会不会与家庭成员和睦相处？会不会在学校与社会搞好人际关系？会不会不怕困难坚强勇敢？家长带孩子看病并不单纯是看病，还涉及教育孩子的方方面面。

我是医生又是母亲，两种身份结合在一起，便有了比一般家长更多更深的感知。我想把我多年来双重身份的心得体会告诉众多的父母，让他们既顺利地给孩子治了病，又在治病过程中得到额外的收获，同时也让孩子受到生动的教育，这就是我写这本书的目的。

2004年，当博客刚在网络出现的时候，爱好写作的我便在网络开博了，我在业余时间向家长讲述医疗、护理、心理等方面的知识，深受家长的喜欢。如今我在搜狐（儿科医生眼中的世界：tingzixie.blog.sohu.com）的访问量已过200万。这次出书，我把我多年的经验做了系统的归纳总结以及更新，希望能帮助家长们比较全面系统地了解一些带孩子看病的知识，我想，这样做会弥补一些我们儿科医生平时工作中的不足。

如今，有关儿童健康或心理教育方面的书籍很多，但将患儿医疗和家长自身作用结合起来的书籍未曾见到，所以我在这方面做了些尝试。

我的书，概括起来写了以下五个方面：

一、带孩子看病的窍门和误区；

二、家长带孩子看病过程中的错误心理和言谈举措；

三、孩子怎样吃药效果才好；

四、常见疾病的防治；

五、让孩子少生病的智慧。

写这本书，我最想感谢的是北京教育专家郑委老师给我的启迪。他曾经在西安举办了"智慧家长学习班"，使我大彻大悟，我明白了一个道理：孩子因我们而来，不是为我们而来。我们教育孩子，既不能忘记中华民族优秀的教育传统，又不能落后于时代，而需不断更新知识，走在孩子的前面。家长做对了，孩子才能更健康。我愿意向郑委老师学习，把爱传出去，把幸福带给千家万户。

感谢孩子们，是他们的存在，让我们一起健康成长。

刘海燕

目录 mulu

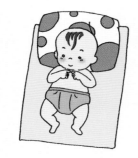

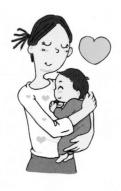

第三章···做孩子的保护神——孩子常见疾病防治法

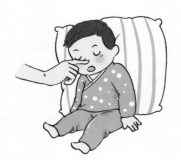

第四章…**孩子怎样吃药效果才好**

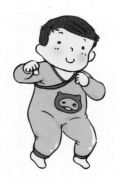

第五章…儿科医生给家长的心里话

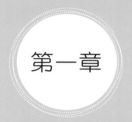

第一章

孩子生了病，
家长怎么做

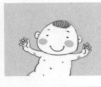

面对疾病，
家长是孩子的坚强后盾

面对疾病的态度决定疾病的康复效果，这个一点都不假。我们乐观时，孩子就有信心面对疾病，孩子恢复得就快。面对疾病，我们可以这样对孩子说："孩子，细菌并不可怕，细菌是那么的小，只有通过显微镜才能看到，我们不用怕它们。"

不久前，我与心理咨询师许老师一起开了一个主题为"让孩子少生病的智慧"公益讲座。来参加听讲座的朋友当中，很多都是我曾经诊治过的患儿的家长。

上半场，我讲了一些常见病的处理方法。当我讲完后，我看到家长们并不轻松，他们的脸上露出了很多的焦虑。

看到这个场景，许老师现场组织了一个系统排列，她让三个家长分别扮演不同的角色（疾病、孩子、母亲）：

"你是孩子，一个五六岁的孩子，你的面前站的是感冒，你是什么感觉？"许老师的排列开始了，她开始问"孩子"。

"孩子"说："我害怕。"

"你是感冒，让人生病的感冒。对面是个孩子，你有什么感觉？"许老师问"感冒"。

"感冒"说："我想扑过去。"大家忍不住笑了。

这时，"孩子"的"母亲"来了，起初，她的脸上挂着焦虑。在许老师的引导下，她站在了"孩子"的背后，双手搭在"孩子"的肩膀上，充满了自信。

许老师问"孩子"："孩子，你什么感觉。"

"孩子"说："我不害怕了。"

许老师又问"感冒"："此刻，你是什么感觉，你想怎么做？"

"感冒"说："我想躲闪了。"说完，"感冒"忍不住后退了一步。不等老师说结束，家长们激动地鼓起了掌。我看到他们脸上的焦虑没有了，代之以自信的微笑。

会后，几个家长冲到我的面前说："海燕医生，真的有收获，你的沙龙一下子改变了我们对疾病的恐惧，谢谢你。"

说起疾病，大家多多少少会有一些恐惧和焦虑。这种感觉来源于疾病给我们造成的不舒服经历在大脑里留下的印记。面对疾病，医学界还不能游刃有余地完全应对它，所以，很多时候，我们会非常的害怕，害怕它对我们造成严重的影响。可是，害怕对疾病恢复有任何帮助吗？没有。我们常常看到一些有关肿瘤患者面对疾病态度的报道，一些人，因为过度恐惧，自己吓死了自己；而另一些乐观的患者，却神奇般地康复了。

如果家长担心、恐惧，对孩子的恢复是没有任何帮助；相反，当家长充满勇气，就带动着孩子充满自信，这时候，一切都变得那么简单，孩子的疾病很快就好了。

面对疾病的态度决定疾病的康复效果，这个一点都不假。作为孩子的家长，更要注意对孩子进行正面的引导。我们乐观时，孩子就有信心面对疾病，孩子恢复得就快。

面对疾病，我们可以这样对孩子说："孩子，细菌并不可怕，细菌是那么的小，只有通过显微镜才能看到，我们不用怕它们。"

当你这样说时，我相信，你和孩子都充满了力量。我想，这就是让孩子少生病的一个智慧。

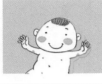

别用**健康**换成绩

如今，多动、抽动、学习困难、抑郁症的孩子越来越多。为什么？道理很简单，所有的导向是学习，忽视了孩子的心理教育。当今的孩子压力太重了！直到孩子出现了问题，这时家长才抓了瞎。

请记住，孩子身体的健康永远都要放到第一位。没有良好的身体，一切都是零。

早上查房的时候，49床的孩子家长要求给孩子办出院。孩子住院还不到一周，病情还没有好转。因为感染了EB病毒，得了传染性单核细胞增多症，病毒拷贝非常高，脾脏增大。我们早已告知家属病情的严重性了。

当我们询问出院的理由时，家长面露难色说："老师打电话让孩子回去上课。老师说，如果再不来，必须休学。"我们都很诧异，问道："你们没有给老师说孩子病情吗？"家长说，已经说了，可是老师态度很强硬。

面对老师的"威胁"，家长做出了一个决定：让孩子出院上课，把药带回去，放学后，准备在附近找个小诊所给孩子打针。一名大夫忍不住说了一句："孩子才上二年级，至于休学吗？一个月不上学，我认为根本不要紧。"大家你一言，我一语，都劝家长好好跟老师沟通。家长无奈地说："我们都给班主任送礼了，可是没有用。"

此刻的小家伙正一边打针，一边写着作业，让人看在眼里，痛在心里。

经了解，孩子上的小学是一所价格不菲的私立学校。家长之所以花大价钱让孩子上私立学校，是听说那家学校教学质量很好。重视教学质量没有错误，可是老师却忽视孩子最起码的健康，拿健康和学业当交换筹码，这可真是本末倒置。这样的学校，这样的老师，能教育出真正的好学生吗？这件事，折射出当今教育的误区。当然也跟家长认识糊涂有关。某些私立学校，正是瞅准了家长只重视孩子学业的需求而开设的。真是周瑜打黄盖———一个愿打，一个愿挨。

在当今教育体制的影响下，很多家长走入了误区。很多父母把孩子在学校的成绩和一个优秀的孩子画上了等号。他们培养孩子就一个目的，考上大学，找到好工作。为了这个目标，家长们从小给孩子报各种辅导班、课外班，用一切方法威逼利诱孩子学习。

我们知道，健康是指一个人在身体、精神和社会等方面都处于良好的状态。也就是说不仅是躯体没有疾病，还要具备心理健康、社会适应性良好和道德品质好。孩子身体的健康永远都要放到第一位。没有良好的身体，一切都是零。

孩子的心理健康同等重要，如今，多动、抽动、学习困难、抑郁症的孩子越来越多。为什么？道理很简单，所有的导向是学习，忽视了孩子的心理教育。当今的孩子压力太重了！直到孩子出现了问题，这时家长才抓了瞎。

如今，我们大部分人只有一个孩子，问题很多。如何把我们的孩子培养成一个"德智体"全面发展的孩子应该是每个家长思考和要解决的问题。毫无疑问，孩子在学校的成绩并不代表一切，全面的能力、活力、毅力、性格，才是影响他们一生的重要因素。道理都明白，可是很多家长却做不到。

孩子不是金刚不坏之身，身体健康一定要放到第一位的。舍本求末的做法只能害了孩子。

孩子生病了，家人更应团结

在临床工作中，我们经常会见到两种截然不同的现象：同样是孩子生了病，一种情况是：全家人互相之间没有指责，乐观坦然地面对发生的一切。结果，孩子很顺利地治疗好了。而另一种情况是，孩子生了病，一家人互相指责埋怨，反应过度，恐惧过度，还会不断地找医生和护士的茬子。这样的孩子反而会治疗得不顺利。

夜晚，一间病房里传来了家属的争吵声和哭闹声。

我走过去查看，担心是患者之间的争吵。在病房门口，我看到了三个大人正围着一个孩子互相争吵着，是一对年轻夫妇模样的人正和一个老年妇女争吵。

我刚要走进病房，争吵声停止了，站在床边的老年妇女被年轻的男子连拉带拽地推出了病房。

老人不愿意走，在男子的强硬推搡下跟跟跄跄地走着，男子嘴里不停地喊着："你走，你走，孩子不用你管！"老人嘴里嘟囔着："我不走，你看孩子让你们俩带成啥了？孩子我管！"男子气急败坏的样子："不用你管，你怎么这样烦！你不走，我们就走！"男子继续推搡着老人向前走，老人执拗着，反抗着，男子和老人就这样边走边僵持着。最后，男子生气地扭头走出了住院部。老人擦了擦脸上的泪水，返回了病房。

看着眼前的这一幕，我内心翻滚和纠结着。我猜，男子一定是老妇人的儿子，因为只有儿子，才能毫无顾忌的对待自己的母亲；而只有母亲，无论孩子如何对待自己，即使受尽委屈，依旧会无怨无悔地爱着自己的后代。

这一天，我是值班二线。可是，吵架的患者家属不是我主管的患者，我也不了解孩子的病情，更何况看到的是家庭纠纷，我不好插嘴，只好闪在一旁，无奈地看着眼前的一切。

我退回了办公室，向和我一起值班的医生询问。值班的一线刚好是那个组的大夫。一线告诉我，那个孩子是脑瘫合并癫痫。孩子一直是老人帮着看大的，小的时候，没有发现孩子有问题。孩子大点了，近期出现了问题。家属们一直为孩子的病争吵。

我和一线正交谈着，忽然听见一个妇女呜呜咽咽地从办公室门口经过，我一看，是那个脑瘫孩子的妈妈，她哭着走出了病房。

我走出了值班室，再次回到刚才那间病房，我想看看老人和孩子，想着是否能劝劝老人家，可是我发现老人已经钻进了被窝，搂着孩子睡了，我只好返回了值班室。

过了一会儿，我听见一个患者来叫值班一线："大夫，你能不能去看一下刚才那个和家人吵架的老太太，她说她肚子忽然疼得厉害，我看她怪可怜的……"这一夜，我失眠了，我思绪万千，感慨良多。

孩子是我们心里最柔软的那一部分，我们生病了，我们通常能够接受，可是，小小的孩子生了病，而且是重病的时候，我们就受不了了。孩子是我们爱的结晶，但有时候，却也成了家庭纠纷的导火线,我们会为孩子失去理智,会为孩子互相伤害,会为孩子互相埋怨甚至产生仇视,会认为只有自己才是爱孩子。

可是,争吵和埋怨真的能让孩子恢复健康吗?

有心理专家说,我们每个家,都可以看作一个平衡的系统,每个人身上都有无穷的力量。如果我们充满了爱,和谐的相处,我们这个系统会充满很强大的能量和力量,如果其中一个人出了小问题,只要有爱,在大家的共同努力下,大家的能量会不断产生意想不到的奇迹,帮助到那个暂时失去平衡的人。我真信这一说法,真的是很有道理。

在我们临床工作中,我们经常会见到两种截然不同的现象:同样是孩子生了很重的病,一种情况是:孩子生了病,家人积极地配合着医生治疗,互相之间没有指责,他们乐观坦然地面对着发生的一切,结果,孩子很顺利地治疗好了;而另一种情况是:孩子生了病,这一家人互相指责埋怨,反应过度,恐惧过度,还会不断地找医生和护士的茬子,这样的孩子反而会治疗得不顺利。真是应了那句话,"越怕出事情就越有事情发生"。

看似平淡的生活并不平淡,看似简单的生活并不简单。爱自己的孩子是我们绝大部分人能做到的,可是我们不少人,只知道狭隘的爱孩子。他们认为,让孩子吃好、喝好、玩好、学好,考上好大学,找个好工作,这就满足了。然而,他们往往忽略了教孩子如何与人相处和爱。因为,他们自己都不知道如何去爱家人,如何与家人相处,如何面对困难。

俗话说：有儿方知父母心。然而，现实生活中，并不人人能想起这句话！

很多人有了孩子，所有的心思和爱都给了孩子，他们只爱孩子一个人，往往忽略了自己的配偶，更别说是老人。或者，有孩子以后，当老人们帮着带孩子的时候，年轻的父母往往没有感恩的心态，他们常常认为所有的一切都是应该的，横挑眉毛竖挑眼，甚至会因为护理孩子的理念不同和老人争吵甚至反目为仇，更严重者，还会把老人赶出家门……

爱孩子，也是需要学习的，我们需要学着爱自己，需要学着爱自己的丈夫（妻子），需要学着爱孩子的爷爷奶奶，需要学着爱孩子的外公外婆，需要给孩子一个完整的和谐的家，需要学着与家人和睦相处。在爱的氛围里，孩子才能学到更多为人处世的道理；在爱的氛围里，孩子才能更加茁壮地成长；在爱的氛围里，孩子才能学会爱自己，爱他人和整个世界。

爱孩子，请别只爱孩子一个人。

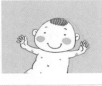

孩子生病后，要帮他转移注意力

孩子生病后，作为父母，不应该默不作声地坐在旁边只知道焦虑和难过。要帮助孩子渡过这一段最艰难的时候。这时，帮助孩子转移注意力是帮助他痊愈的最佳方法。

接到骨科医生要求会诊的电话，我立即向外科病区走去。

一进病区，我就听见一间病房里传来孩子的哭声。我猜，让我会诊的孩子可能就是这个孩子。

走进护士站，我向值班护士要了会诊孩子的病历。会诊单上写道："患儿男，8岁，系脊髓栓系综合征，腰段脊柱裂术后患儿，今晨出现呕吐、头痛，急查电解质正常，请贵科会诊，协助诊断。"我看了看患儿的住院病历，患儿为术后第一天，手术很顺利，各项化验也大致正常。

看完病历，我向会诊单上注明的病床走去，哭声越来越大。让我猜中了，让我会诊的正是刚才那个哭泣的孩子。孩子趴在病床上，不停地哭着。他的腰部裹着纱布，一根引流管从纱布间穿过，里面有血。孩子的父母站在病床旁边。妈妈不停地擦着眼泪，而爸爸一声不响、愁眉苦脸地看着孩子。

我走进去介绍："你好，我是儿科医生，我来会诊。"

孩子的父母向我点点头，让开了路。我站在了孩子的身边。

我对孩子说："小伙子，你哪里不舒服？"

孩子停止了哭泣，他转过了面对墙的脸，向我看了一眼，然后说："我疼得很。"接着又开始哭起来。

　　我轻轻拍了拍孩子的头，对他说：“你刚做完手术，这几天肯定疼得很，可是，你好好想想，过几天，你就变成了一个健康的孩子了。你做了这么大的一个手术，真勇敢啊！你想，哪个妈妈愿意给自己孩子做手术呢？还不是没有办法？得了病，就要治疗啊！你很快就会好起来了，不用怕，孩子。”在我说话的时候，孩子停止了哭泣。

　　我转过身对孩子的父母说：“孩子做了这么大的一个手术，大人都可能受不了，更何况孩子，他真的很勇敢。作为父母，你们不应该默不作声地坐在旁边，只知道焦虑和难过。你们要帮助孩子渡过这一段最艰难的时期。这时，帮助孩子转移注意力是减轻疼痛的最佳方法。

　　比如，给孩子买本他喜欢的故事书给他读读，或者买个他喜欢的玩具。他的手可以动，就让孩子拿着玩具玩。如果有游戏机更好，让孩子好好玩玩。转移了注意力，孩子的疼痛自然就可以缓解一些的。”

　　我让孩子妈妈站在孩子的旁边，继续说道：“孩子目前没有太大的问题，一切不适都是术后的反应。你看，孩子目前只能这种姿势趴着，时间长了，肯定不舒服，你可以轻轻搓搓孩子的脊背，揉揉他的四肢，这样可以让孩子轻松一些。如果发现呕吐严重、发热，需要及时叫主管大夫来看看。目前应该没有太大的问题，实在疼得厉害，你们就去叫大夫，他们会给孩子止痛药的……”

　　孩子的父母边听边点头，然后问我：“孩子不想吃饭怎么办？”

　　我微笑着对孩子说：“小伙子，不饿就不吃，大夫给你输着营养药呢，不要紧。如果饿了，就吃点想吃的东西，有了营养，疾病就好得快！生病的时候，你享受任何特权，你想吃啥，想要啥玩具，都向你妈妈要。”听了我的话，孩子笑了起来，他已经没有了刚才的痛苦表情。

　　离开病房的时候，孩子一家不断地向我说着感谢的话，他们一家脸上都没有了焦虑。

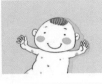

贴心可以当药使

美国著名医生特鲁多说过他治病的经验：有时去治愈，常常去帮助，总是去安慰。是的，贴心与患者及家属交谈，能起到药物作用，甚至有时比药物还重要。

走近邮筒，我把明信片塞了进去，我想，几天后，那个小男孩一定就会收到了，他一定如同我当初收到他给我的明信片一样，会有快乐的心情。

几天前，我收到了一封来自甘肃的信，看到陌生的地址，我真纳闷，是谁给我寄信呢？打开一看，原来是我曾经主管的一个小患者寄给我的音乐明信片。明信片的前半部分是孩子写的，孩子只写了一句："祝福阿姨新年快乐"，字体虽然有点歪歪扭扭，但是看起来很认真。后半部分是孩子的父亲写的，孩子的父亲写道："孩子在您和教授以及许多好心人的呵护下，恢复得很好。我们很怀念在西安那段令人难忘的时光，尤其是您严谨的作风，精湛的医术和为病人换位思考的思想，都是我们一生难忘的……"

看着孩子幼稚可爱的字体，看着孩子父亲称赞的话语，听着明信片里传出的音乐声，一种莫名的感动涌上心头。

那是个患了肾病的小男孩。住院的时候，因为肾脏损害比较严重，导致大量的蛋白流失，引起了严重的低蛋白血症，孩子全身水肿很厉害，尤其是肚子，被大量的腹水撑得又圆又亮，孩子痛苦得连路都不能自己走，每次上厕所，都是父亲背着去。

和教授查房的第一天，我看到孩子一家都沉默寡言，少言懒语。教授问话时，能看出来，孩子的父母是强挤着笑容在回答问题。小孩子更是如此，连眼皮都不愿意抬一下。对这种慢性病患者来说，我知道，除了疾病的痛苦以外，漫长的等待更是一种煎熬。他们一家一定都被疾病折磨得沉默了。

查完房，我和他们一家聊了起来，先问病情，又了解了一下他们的家庭现状以及工作情况。孩子父母听我这样一问，打开了话匣子，对我说了许多心里话。我得知他们前前后后为孩子治病花了快一万元，为给孩子治病他们不远千里来到西安，也因此在单位请了长假。我耐心地听完他们的述说，最后我安慰他们一家说，孩子一定会好转的，我们会想尽一切办法去治疗孩子的疾病。孩子的母亲激动地对我说："真没有想到，你会这么耐心地听我们说话。"我回答道："我也有孩子，能理解你们。"

小孩子打针有一个月了，有一天赌气不吃饭，我知道，换作大人都会受不了，更何况是个七八岁的孩子。我站在孩子旁边，给他讲打针的必要性，给了他许多鼓励的话语，看到孩子脸上有笑容了，我才离开了病房。

后来，患儿在教授与医护人员的共同努力下，终于好转了，最后终于能够出院了。

解除精神负担比药物还重要

作为大夫，我感觉，其实我们并不只是为患者医治肉体上的疾病，还要想方设法地去解除他们的精神负担。反过来，患者解除了精神负担，就能积极配合医生治病，病情恢复就能加快。美国著名医生特鲁多说过他治病的经验：有时去治愈，常常去帮助，总是去安慰。我想，这句话不只是适合大夫听，也适合所有的家长们，孩子生病时，家长们不要总觉得孩子是孩子，很多时候，可以把和孩子像朋友那样，贴心与他们交谈，这样就能起到药物作用，甚至有时比药物还重要。

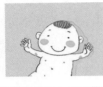

让孩子做自己

做一个合格的家长，要站好三个位置：第一，站在孩子的前面，我们是孩子的第一个老师。面对疾病，我们乐观坚强，孩子就会感受到我们给他的力量。第二，站在孩子的旁边，孩子是一个独立的个体，孩子因我们而来，不是为我们而来。我们要尊重孩子有自己的思想。第三，站在孩子的身后，时刻保护着他，但不能代替孩子成长。我们要引导他安全地脱离开我们，向独立自主走去。

上午，朋友文婷带孩子来复查。文婷的孩子是个过敏性鼻炎合并腺样体肥大的患儿，经过我的治疗后，孩子明显好转，只是最近感冒后，孩子病情有点反复。

文婷见到我，刚说了两句孩子的病情，就忍不住流起了眼泪："会不会手术啊，真要好不了怎么办啊，麻醉对孩子有没有影响啊……"

我对文婷说："看到你为孩子焦虑，我真的理解你。但是你的焦虑对孩子的病情没有任何帮助，还会吓着孩子。目前，孩子刚接受治疗，要看治疗效果，不要为未知的东西焦虑。即便保守治疗不行，腺样体切除术也是个很安全的小手术，一般一周就出院了。来我这里，我们就一起解决问题，积极面对疾病应对疾病，这才是最重要的。"

听了我的话，文婷点了点头。我看到，她焦虑的心情缓和了很多。

文婷把孩子带到了我跟前。小家伙看见我这个"白大褂"，没有丝毫恐惧，不到3岁的小姑娘很老到地张开了嘴让我检查，精神非常好。检查完，她在病房里跑来跑去，好奇地动动这，动动那，没有一点生病的模样。

我给孩子查完，又向文婷问了几个问题，然后对她说："孩子目前没有明显加重，感冒后的呼噜声虽然有点增大，但是没有明显的呼吸困难，需要吃药观察几天，应该问题不大，暂时不需要手术。

文婷听到我的话，舒了口气，她说感觉心情好了很多。

这时候，孩子的奶奶在旁边对孩子说："小玉，你长大了当医生啊，像刘大夫一样，当医生多好啊！"

小家伙大声地回答："不！我不当医生！"

孩子的奶奶又问："那你想当什么？"

听孩子奶奶这样问，我忽然很感兴趣，想听这个不到3岁的孩子想当什么？

孩子稚声稚气地回答道："我就当我！"

听孩子这样说，我的心忽然被触动了一下。

我忍不住对文婷说："你听见你孩子的话了吗？你孩子好有灵性。生活中，很多时候，孩子是我们的老师。孩子有很多地方值得我们学习。"

文婷点了点头，和我一起笑了起来。

文婷带着孩子走了，孩子说的话却让我回味半天。

"我就当我！"多么有哲理的一句话，这句话出自一个不到3岁的孩子。

我就当我，是的，我就是我，我是非常优秀的，我是这个世界上独一无二的个体。这是孩子有自信心的表现。有了自信心，离成功就不远。

有时候，我们这些大人还真不如孩子。当我们遇见问题时，我们会纠结在问题之中。我们首先想到的是困难、焦虑和恐惧，会把找不见自我，迷失了自我挂在嘴边。

我们还特别喜欢把自己的孩子和别人的孩子比较，看到别人的孩子某些方面比自己的孩子好，心里立即不舒服。其实，每个孩子都在做好他们自己，他们都有自己的特点和优点。我们陪伴孩子成长的时候，不能一味地告诉他们应该怎么做，而是应该启发他们有自己的思想，更好地做好自己。每个家长，不是天生的家长，如何做好一个合格的家长，是我们需要终身学习的内容。

做一个合格的家长，要站好三个位置：第一，站在孩子的前面，我们是孩子的第一个老师。我们的所有行为，都会影响到孩子。面对疾病，我们乐观坚强，孩子就会感受到我们给他的力量。我们要不断给孩子正向的引导。第二，站在孩子的旁边，孩子是一个独立的个体。孩子因我们而来，不是为我们而来。我们要尊重孩子有自己的思想。第三，站在孩子的身后，时刻保护着他，但是我们不能代替孩子成长。我们要引导他安全地脱离开我们，向独立自主走去。

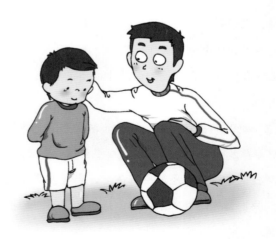

第一章
孩子生了病，
家长怎么做

第二章
让孩子少生病
的智慧

第三章
陪孩子的保护神
——孩子常见疾病防治法

第四章
孩子怎样吃药
效果才好

第五章
儿科医生给家长
的心里话

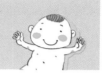

教孩子如何认识"死亡"

人要时刻活在当下，在有限的生命里，好好地爱父母、爱家人、爱自己、爱生活，这比什么都重要。

那一年，我儿子5岁。一天晚上，和往常一样，我和儿子躺在一起，给他讲着睡前故事。儿子忽然问："妈妈，你老了，是不是就死了？那时候，你和爷爷、奶奶都死了。"

我的心一颤，这小子怎么忽然问这个？我一时语塞，忽然不知如何回答儿子。

儿子没有等我回答，又接着问："那时候，我看不见你们了，咋办呀？"

我担心儿子难过，就骗他："不要紧，那时候，我们去了天堂。就像你看的猫和老鼠里演的那样的天堂。想我了，你可以给我打电话。"

没想到儿子忽然说："可是那是假的，没有天堂，是不是？"

我的心又一颤，这5岁的孩子，怎么啥都知道！

我连忙安慰儿子："不要紧，即便我们不在了，那时候，你也有了自己的孩子，就像我现在和你一样，就不会孤单了。"

"妈妈，我不想让你死！"说完，儿子竟然翻过身，小声抽泣起来。

我的心一惊，泪水顺着脸颊流下。在黑暗中，我擦了一下眼泪，强忍住哽咽的声音对儿子说："傻孩子，那日子还遥远着呢。"接着，我赶紧打了个岔，给他讲了一个小笑话，他才破涕为笑了。哄儿子睡着后，我感觉泪水仍然顺着面颊慢慢流下。

"妈妈，我不想让你死！"这句话，在我脑海中滚来滚去，忽然之间，带我回到了童年。一天晚上，我和我的妈妈躺在一起，忽然想到了死亡，一想到人死后，什么都看不见了，太可怕了，就哭了起来，对我的妈妈说："妈妈，我不想让你死！"我的母亲安慰我说："傻孩子，那样的日子还远着呢。"

时间真快，转眼之间，我也有了孩子，我的孩子竟然提了和我小时候一样的问题。死亡，意味着永远地离别，不要说小孩子，就是大人，也会有恐怖的感觉。很多时候，我们故意不去想这个问题，就是为了暂时忘掉死亡带来的痛苦。

如今，我和我的父母幸福地生活在一起，像个长不大的孩子，过着衣来伸手，饭来张口的幸福生活。可是有时候，看见日益苍老的父母，我非常害怕他们老去的那一天，虽然知道生老病死是人生的规律，可是我却不敢去想，越想越害怕，越想越难过。如果有一天他们离开我，我是否能承受得了？

在一次家长心理课堂上，我向心理咨询师提出"如何面对死亡"这个问题，心理咨询师反问我："海燕，如果你知道，你的某个亲人明天就要去天堂，你能改变它吗？"

我说："我不能。"

心理咨询师说："既然不能改变，恐惧焦虑是没有任何意义的。我们要活在当下，活好当下。很多时候，人类的烦恼来自对过去的悔恨和对未来的焦虑。过去无法改变，而未来还未到来。我们能做的就是活在当下，和家人快乐地生活在一起。"

人要时刻活在当下，在有限的生命里，好好地爱父母，爱家人，爱自己、爱生活，这比什么都重要。

有时候，关爱比药物更有效

说来也怪，那些乐观地面对孩子病情发展的家长，他们的孩子大多恢复得很好。而且许多时候，孩子会比预期的结果要好，甚至发生奇迹。

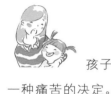

在儿科，我们偶尔会看见一些被家属放弃治疗的孩子。这些孩子，基本是已无法治疗的孩子，这是一种痛苦的决定。

几天前，我在门诊碰见了前来复查的洋洋，就是我上面说的那种情况。看着他欢蹦乱跳的样子，我几乎无法想象小家伙就是半年前曾经在我们科抢救的那个昏迷两周的孩子。我惊讶地对孩子的母亲说："没有想到恢复得这样好！"孩子的母亲开心地对我说："是呀，当初我还想他只要能保住一条命，我就知足了。"

洋洋这个孩子，半年前，因为感染了"病毒性脑炎"住在了我们科，来的时候已经昏迷快两周了。因为在当地医院抽风控制得不好，才转到了我们科的。那天，主任查房，对家属谈了病情和治疗方案，并且告诉他们，治疗孩子的病恐怕花费很多，即便能挽救生命，后遗症也一定存在，希望她做好心理准备。我想，这个家属恐怕要哭得"稀里哗啦"的了。没有想到，主任话音刚落，孩子的母亲就说话了，有点东北口音，嗓门很大："我信任你们大医院，所以才转过来，你们就尽力治吧，需要多少钱，我们就准备多少，我们就是借也要给孩子看病，孩子就交给你们了，主任你放心地去治吧，即使孩子不行了，那是他的命，我也不怪你们！"

没有想到，孩子的母亲竟然能说这样的话，我心里热乎乎的，我不由地多看了几眼孩子的母亲，这样的母亲，让我佩服和感动！

这天晚上，恰好我值班，我看到孩子的母亲在办公室外面徘徊，好像有话想说，我把她叫进办公室，问她有什么事情？孩子的母亲有些不好意思地说："看到你忙，本不想打扰你。"

"不要紧，这会儿不忙了，你有什么事情？"我问道。

"我就想问问，这样的孩子，你们见得多不多？他们恢复得大都怎样了？"

我告诉了她我了解的一些情况，聊了一会儿，孩子的母亲有点不好意思地说："你是不是觉得我有些没心眼儿，好像什么也不在乎，其实我心里也很难受的，但是我知道哭也没有用，重要的是配合你们治疗……"

"你做得非常好，我理解你，也因为你的坚强而感动。孩子生重病，家长光哭是没有用的。你的坚强，能感染到孩子的。我想问一句，你有没有想过放弃治疗？"我忍不住问了一句。

"从来没有！家里的确有些人建议我放弃，可是我不愿意。他是我生的，我怎么能放弃呢？我想了，只要他能活过来，即使以后有残疾，我也要养他一辈子。谁叫他是我的孩子呢……"

后来，孩子抽风停止了，苏醒了过来，但是不会说话，还有一侧肢体偏瘫。后来孩子定期来我们医院进行康复治疗了很多次，一次比一次恢复得好。

没有想到，半年过去了，孩子竟然可以顺畅地满地跑了，真是恢复得比预期还好。

"永不言弃"，我的脑海中忽然涌现出这四个字，只要家长不放弃，或许连上天也会感动，让世界不放弃每一个不应该被放弃的孩子！

第一章 孩子生了病，
家长怎么办

第二章 让孩子少生病
的智慧

第三章 给孩子的保护神
——孩子常见疾病防治法

第四章 孩子怎样吃药
效果才好

第五章 儿科医生给家长
的心里话

咨询网络医生，
更要相信身边的医生

提醒热衷于在网上咨询看病的患者，不要轻易否定本地医生，如果实在信任外地的医生，请带上孩子到那里找他就诊。

不久前，一个外地妈妈通过QQ向我咨询，她说孩子发高热，白天去医院看过了，可是吃了药打了针，仍然发高热，她非常着急，问我她的孩子生了什么病。我说我这个网络医生无法当面给孩子诊病，请你领孩子到医院看病。孩子的妈妈非常不高兴，还撂下几句不好听的话。

听了她的埋怨，我一点都不生气，因为我非常理解孩子妈妈焦急的心情。可是她犯了一个不少家长常犯的错误，那就是轻信网络答疑。

我发现许多网站都有育儿论坛。家长们喜欢在这里提问题。每次发帖，总有不少热心人回应，有介绍自己经验的，有推荐偏方的，有引经据典的，不一而足。可是我发现里面鱼龙混杂，经常会有不少错误的理论和观念。出于职业习惯，我也加入了论坛讨论，发表我的建议。由于我的专业身份，很快得到了大家的信任。后来天涯博客的亲子中心还专门为我开了个专栏。可是我的压力越来越大，因为我看到了，许多家长过分依赖网络，他们的孩子生病了，不去医院检查，不做任何化验，不让医生查体；或者去了医院，找教授看过了，仍然不放心，又到网络上查询。

一个妈妈给我发来了邮件："刘大夫，你是一位好医生，这不可否认。不过我觉得一些妈妈，因为过分依赖你的一些建议而否定身边的医生。病有多种，病因也有多种，你说的一些情况只是其中的一部分，我希望一些妈妈不要对你说的情况照本宣科。也希望你更加谨慎地答疑，不要轻易下结论。"

他说得很对。我的网络答疑其实给大家提供不了多大帮助，还有可能误导大家。后来，我毅然决定离开了我的网络答疑，因为我希望家长们，正确地运用网络答疑。如何合理运用网络，我想给大家5点建议。

如何科学咨询网络医生

1	一定要用科学的冷静的态度对待健康信息，选择正规、知名、信誉度高的网站进行咨询。咨询时切记不要掉入网络诊疗的陷阱
2	不要抱着否认或者找茬的目的在网上查找资料。查到有用的资料后，要虚心地向身边的专业医生咨询探讨，解除疑惑，帮到我们的孩子，这是我们的最终目的
3	网络找好医生有窍门。先通过网站找自己身边口碑好的医生，再到医院对其身份做个确认。对于外地医生，我们可以到他注明的医院查看介绍。目前，几乎所有三甲医院都建立有自己的网站，可以在医院的网站找到你想找的医生介绍；我们还可以通过114找到相关科室，问问有没有这个医生。对那些在网上不敢说出自己姓名和医院的"江湖游医"绝对不要相信
4	网络答疑绝不能当做诊断疾病的首选途径，网络问诊绝对不能代替去医院看病这个过程。对于疾病的诊断，一定应该是在医生的亲自查体下，结合一些实验室检查才能给出初步诊断
5	很多妈妈喜欢上网查资料，看到别人用什么方法或偏方治好了病，就以为该方法适合自己的孩子。这是非常错误的想法。每个孩子生病，即使看似简单的病，表现也不一样，医生的用药都会有差别。世界上没有两片一模一样的叶子，看病也一样，每个孩子都需要个体化治疗。看病一定要去医院

最后在此提醒热衷于在网上咨询看病的患者，不要轻易否定本地医生，如果实在信任外地的医生，请带上孩子到那里找他就诊。

有病不宜乱投医

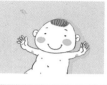

孩子生病了作为家长可能会因为孩子生病乱了阵脚轻易地相信一些所谓"偏方"，切记科学就医才是对孩子最负责任的选择。

一天，我收到一位家长给我发来的感谢信，感谢我给她的孩子看好了长期的咳嗽。孩子的妈妈对我说，要不是遇见我，她还会带着孩子乱投医呢。

我想起了这个孩子。几周前，这个家长在同事的推荐下带孩子来找我看咳嗽。孩子6岁，间断咳嗽已经2个月了。家长对我说，为了治孩子的咳嗽，他们去了不少医院，没有啥效果，还是不停地咳嗽，连上学也影响了。他们把能想的"招数"都想了，什么食疗、找偏方、做推拿、吃中药，可是孩子依旧咳嗽。后来听说同事一个长期咳嗽的孩子被我治好了，就抱着试一试的态度来找我看病。

我仔细查看了小男孩，还询问了孩子的病史以及做的检查，发现这个孩子咳嗽之所以好不了，主要是家长"乱投医"的结果。来看看这个家长是怎样看病的：咳嗽两个月，去了6家医院，看了10多个医生。每次去，随便挂个号，然后做血常规检查，然后拿药走人，吃药几天，效果不好，再换医院，换大夫。有大夫建议住院系统查，他们拒绝了。

在我的耐心劝说下，孩子住了院，我们按照"慢性咳嗽指南"给孩子做了正规的检查。同时，经仔细了解孩子病史，孩子一年前曾经在某医院怀疑过哮喘。我问他们，是否把这个病史提供给了门诊医生，他们说没有。他们认为孩子此次不喘，咳嗽和哮喘没有什么关系，就没有主动向医生提供这个病史。后来经检查，孩子确诊为咳嗽变异性哮喘，给予正规治疗后，孩子咳嗽好转，很快就出院了。

家长有病乱投医，主要是不了解看病的技巧。结合这个病例，我写3点供家长们参考。

1.孩子长期生病，不论首选中医还是西医，都不能不做相关化验而盲目长期治疗，该住院时候一定要住院，住院最大的好处是医生固定，便于观察，治疗比较正规。

2.如在门诊看病，不要频繁更换医生，尽量找和孩子本病专业相关的医生咨询，如吃药无效后，最好找同一个医生咨询，便于医生观察孩子病情发展情况。

3.孩子的既往病史非常重要，即使你觉得和本病无关，也不能隐瞒既往病史。看病一定要相信科学，不要轻易相信偏方，更不能搞迷信。

第二章

让孩子

少生病的智慧

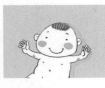

花生、瓜子等干果
最容易呛进孩子的气管

一个耳鼻喉医生曾经告诉我说，看到呛入花生的孩子太多，她从来不给家里买花生，以至于她孩子上小学了，还都不知道花生是什么样子。

眼前的孩子只有8个月，面色不好，正在母亲怀里不停地咳嗽。经了解病史得知，患儿家在宁夏，几天前，孩子的奶奶想着孙子出牙了，就给他喂了一粒花生米，没想到，孩子不太会咀嚼，一下子吸到了气管里。由于当地医院没有给小婴儿取异物的设备，家长多方打听后，决定来我们医院取异物。全家人带着孩子坐着飞机，千里迢迢从宁夏赶到了西安……

被要求会诊的孩子，从会诊单上得知，孩子呛入异物后，心率太快，曾经发生了心衰，经我科会诊用药后好转。此次要求再次会诊，让我们协助诊断是否能够耐受手术。我查完了孩子，发现孩子心衰已经纠正，就写下了我的意见。

正准备离开病房，我被邻床的一个家属叫住，他问我能不能看看他的孩子。我这才注意，这间病房里都是小患者，我惊讶地问道："怎么，这孩子也是气管异物？"孩子的父亲不好意思地挠挠头说："是的。"随后，家属讲了他孩子的病史，孩子刚一岁，刚学会走路，他们在家里很是注意，不给孩子乱喂东西，可是没有想到一天去朋友家玩，没注意他孩子从桌子上吃了个花生豆，一下子就呛住了……

经过了解，我们医院耳鼻喉科平均每天都可以接收一个气管异物的患者，年龄不等，2岁以下的小孩子占绝大部分。在过节期间，由于中国人喜欢访亲探友，家中尤其喜欢准备一些花生、瓜子等干果。于是，每年过年的时候，是耳鼻喉科大夫最忙碌的时期。去年过年，我院曾经一天之内收了6个小病人。小孩子全部与喂养食物不当有关，呛入气管的绝大多数是花生、瓜子等干果。

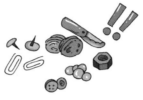

我给大家4点建议：

1.不要给小婴儿喂养不适合年龄段的食物，即使是出了牙。三岁以下的孩子还是尽量避免食入花生、瓜子等坚硬的食物，可以给孩子买花生酱吃。

2.不要让孩子有嘴里含异物的坏习惯，发现有类似毛病，要及时纠正；也不要在吃饭的时候逗孩子笑，改变边吃边说的坏习惯。

3.对家中有3岁以下的小孩子，家长们要眼勤、手勤，把有可能放入嘴里的小东西收拾起来。尤其是对于刚开始学会爬行和走路的孩子，家长一定要好好监护，不要让孩子离开自己的视线。

4.如果呛入异物，家长千万别惊慌失措，不要试图用手把异物挖出来，可采用倒立拍背法，即能发现婴幼儿呛入异物，家长可立即倒提其两腿，头向下垂，同时轻拍其背部。这样可以通过异物的自身重力和呛咳时胸腔内气体的冲力，迫使异物向外咳出。如处理无效，迅速把孩子送往医院就诊。

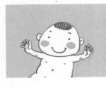

吐奶，是宝宝在抗议

我们生了孩子，不代表我们就能立即成为合格的父母。别以为喂奶很简单，这里面的窍门多着呢。

一天早晨，我们组收了一个出生两个月的疑似"吸入性肺炎"的小婴儿。家属说，孩子时不时地吐奶，近几天，吐得比较严重了，还有点咳嗽。门诊大夫听诊后，怀疑有奶呛入了肺里，于是把孩子收住入院观察。

孩子在门诊拍了片子，显示肺部正常。我问孩子的妈妈："孩子是最近爱吐奶还是生后一直吐奶？在什么状况下吐奶？睡后吐不吐奶？"

孩子的妈妈对我说："孩子生后就容易吐奶，孩子吃奶比较急，吃后容易吐，这几天有点加重，还有点咳嗽。孩子多在睡后或吃完奶后不久吐奶，有时候，孩子一使劲，也吐奶。"

我询问了一下喂奶情况，孩子妈妈说："感觉我的奶不够，有时候吃完人奶再喂点配方奶。"

我给孩子详细查了体，又问了几个问题，基本明白了孩子吐奶的原因。我对家长说："人们最爱说的一句话是'孩子的病都是吃出来的'，这句话非常有道理。你的孩子吐奶，常见于你喂配方奶后，说明你喂多了！孩子才两个月，奶不够的情况非常少见。除非孩子吃完一个小时左右就饿了。如果真不够，你加配方奶的时候要总结经验教训，不要总怕孩子吃不饱。如果加了60毫升，孩子吐了，说明你喂多了，下次要少点。这个规律，需要你自己去总结，看看到底喂多少合适。另外，母乳是孩子成长最好的食物，通常建议4～6个月纯母乳喂养，配方奶加得越早，孩子有可能出现过敏的情况越早。不要轻易加配方奶，除非真的不够吃。"

孩子的妈妈听后连连点头。孩子的奶奶也在旁边搭腔："就是，我说是吃多了，她老不信。"

第二天查房，孩子的妈妈满脸笑容："刘大夫，你开的药效果太好了，孩子吃了后，一点都不吐了！我们能不能出院？"

"我再观察一下，如果可以，下午让你们出院。"家长听了我的话，脸上露出了幸福的笑容。

下午上班的时候，我正想去看看那个孩子，孩子的奶奶就冲进了办公室。"刘大夫，我孩子又吐了。你快看看去！"

我走进病房，孩子的妈妈满脸的不愉快："我孩子又吐了！你开的药物怎么不管用了。"我查看了一下小孩子，小家伙竟然有了点头呼吸，气管里还能听见少许喘鸣音。我询问了一下喂养情况，孩子刚才吃完人奶后，家长又给他吃了50毫升配方奶。

我看着烦躁的小家伙，听着他气喘的声音，想了想他的化验结果和治疗后的情况，忽然豁然开朗。我笑了起来，对满脸愁容的妈妈说："你家孩子在向咱们抗议呢！可是我们都忽视了孩子的抗议！"

43

孩子的妈妈迷惑地看着我。我说道："你家孩子存在两个问题，一是被喂得太多了；二是孩子可能对配方奶不耐受。我最初的建议需要调整一下。你暂时不要给孩子喂配方奶了，尽量喂你的奶。如果真不够，可能需要买过敏体质专用的奶粉。"

经过我的指导和观察，第三天，孩子非常正常，没有吐奶，也没有气喘，孩子一家在住院第三天的下午高高兴兴地出院了。

我们生了孩子，不代表我们就能立即成为合格的父母。别以为喂奶很简单，这里面的窍门多着呢。很多新妈妈都会遇到孩子吐奶的情况，但大多数情况下，她们只会想到可能是孩子消化不良或者生病了。其实，很多时候，是我们喂得太多了。俗语说："小孩子，是饿不着的。"这话是有道理的。

关于宝宝生病的 问与答

问 宝宝被吓到后吐奶哭闹怎么办？

答 如果宝宝是被吓到了，一般情况下是会导致哭闹的，常见状况是睡觉惊醒，或者是睡着的时候"哇"的一声就哭出来的。
这个时候爸爸妈妈要多抱抱他，并且轻轻地拍拍宝宝，安抚他，或者是在宝宝睡觉的时候握着他的小手，给他一点安全感，让宝宝知道爸爸妈妈一直都陪在他的身边。这样宝宝就会感觉很舒服并且很安心地入睡了。

给宝宝断奶的诀窍

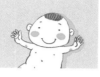

> 断奶不要硬断，要慢慢来，要选择好的季节和时机，最好不要在寒冷的季节和孩子身体不适的条件下断奶。母乳，至少喂到半岁，能多喂就多喂，但半岁以后要合理添加辅食。

　　我经常收到一些年轻妈妈的来信，询问我关于给孩子断奶的经验。关于断奶，每个有孩子的妈妈都有自己的一些经验和经历。如何科学地给孩子断奶，一直是个有争议的话题。

　　我曾经是怎样给孩子断奶的？说说我自己的故事吧。

　　在我孩子8个月的时候，我的奶水明显不够了，我也准备给孩子断奶了。我当时想法特别幼稚，我以为，只要买一个奶瓶，在他饿的时候，灌上配方奶给他一吃就行了。没有想到，儿子根本不理你这一套。嘴巴刚一靠近人工奶嘴，他就用舌头顶了出来。有一天，家里人说，把他饿急了，他就喝配方奶了，让我躲了出去，我出去了整整一天，快傍晚的时候，我刚一进门，从来没有叫过我妈妈的儿子忽然大声喊了一句："妈——"。随后我的母亲告诉我，儿子很倔，一天过去了，就是不喝配方奶，还不停地看门。母亲的一番话说得我忍不住掉下了眼泪。于是我的断奶计划破灭。

　　那时我一个好友的孩子比我的孩子大3个月，刚好住在我家楼下。于是我经常去她那里取经，和她一起交流育儿经验。我去朋友家取经，向她询问断奶的经验。她告诉我，她孩子曾经也是这样。她后来明白了一个道理，孩子有时候不是不喝配方奶，而是不喜欢人工奶嘴，太硬了，不舒服。她建议我去买一种德国生产的NUK奶嘴，和国产的圆头奶嘴不一样，它是扁头的，很软，孩子很快就适应了。

抱着试一试的态度，我去婴儿用品商店买了一个进口奶嘴，好家伙，够贵的，12块钱一个。为了儿子，再贵也要买啊。回到家，在儿子饥饿的时候，我拿这个进口奶嘴塞到了他的嘴里，起初他不愿意，把奶嘴在嘴里嚼来嚼去，就是不咽。我耐心地等待着，强忍着没有给她喂人奶。不一会儿，可能是在我的怀里有错觉，他开始吞咽配方奶了，我心里非常高兴，小家伙没有多少痛苦就转过来了，真要感谢人家德国的NUK奶嘴。

可是不喂奶，我的奶又胀得很，用吸奶器吧，我又痛苦。怎么办？忽然想起曾经查过的资料是人的大脑有记忆，小孩吃多少，奶汁就分泌多少，我想，孩子吃得少了，应该慢慢就分泌少了吧。于是，我就在我感觉最胀的时候，让孩子吃我的奶，不胀的时候，就让他喝牛奶，我发现，我的奶真是越来越少了。我很幸运，我没受什么罪，没有吃什么回奶药，奶就渐渐没有了。我这个儿科医生，在育儿的过程中，学到了以往书本上根本没有的东西。

如今，人们逐渐总结出更科学的方法，使断奶方法更科学。如果新妈妈都能结合自己的实际情况，总结出最佳的方案，"断奶"一定不会再成为"痛苦的回忆"。

断奶其实是一种过渡形式，不能把断奶错误地理解为立即不喂母乳，而应是在不停止母乳喂养的过程中，在相当长的一段时间内，逐步、有规律地由少到多添加母乳以外的补充食品，就是说逐步用其他食物来替代母乳，直到完全停止母乳喂养。所以把断奶称为"断奶过渡期"更为合理。

然而，事实上，许多妈妈却采取强硬的方法断奶。她们认为那样，孩子才会少点依赖和痛苦。其实，让孩子有个适应的过程或许更合理。在临床中，我们经常会碰见一些孩子因为妈妈骤然停奶，孩子出现腹泻，过敏，甚至更严重的不适等原因住院的情况。所以，断奶和添加奶粉和辅食一样，都要慢慢来才好。

断奶的时候，妈妈们也要给孩子一些心理的帮助，可以抱着孩子，静静地，只有你们母子，温柔地拍着他，说：宝贝，我的宝贝，你的到来是上天给我的礼物，我非常的幸福，非常喜悦！宝贝，你天天都在长大，现在你长到一岁了，是到了慢慢自己第一步独立的时候了，虽然不再吃妈妈的奶，虽然不在妈妈的怀里，但是，你永远是妈妈的宝贝，妈妈永远爱你！

母乳是婴儿最好的营养物质，所以不能随便停掉。但如果母乳不够吃，孩子喝配方奶后呕吐，同时脸上出现湿疹，说明孩子可能对配方奶过敏。这个时候，需要在医生的指导下根据孩子的具体情况，选择低敏奶粉（比如部分或深度水解奶粉）。如果孩子吃了人奶也呕吐得厉害，那要考虑孩子可能有胃食管反流的情况。总之，一定要到医院找专业医生，在医生的指导下用药治疗。

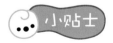 小贴士

断奶不要硬断，要慢慢来，要选择好的季节和时机，最好不要在寒冷的季节和孩子身体不适的条件下断奶。母乳，至少喂到半岁，能多喂就多喂，但半岁以后要合理添加辅食。

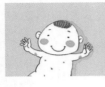

睡前喝奶的孩子爱生病

我在临床工作已经十多年了，经过我的观察，我发现身边不少反复呼吸道感染的孩子有个共性，那就是睡前喝奶。这是个非常不好的习惯。

不久前的一天，我上门诊，一个老太太拄着拐杖走了进来，微笑着对我说："刘大夫，我今天挂了你一个号。这次不是给孙女看病，而是专门来给你说声谢谢。两周前我听了你的建议，停止了孩子睡前喝奶的习惯，我孙女的嗓子发炎不治而愈了。真的谢谢你，要不是遇见你，我孙女还得不停地吃药啊！"

老太太的一番话让我非常感动，同时再次验证我的建议是正确的。老太太的孙女曾经反复嗓子发炎，做过很多检查也未发现什么大的问题，但是嗓子过一段时间就红了。后来老太太来找我看病，说孩子吃了一个月的消炎药嗓子还没有好，肠胃还给吃坏了，孩子消化非常不好。我了解到孩子有睡前爱抱着奶瓶睡觉的习惯，早上起来嘴里很难闻。于是我建议她把所有的药物都停掉，同时停掉睡前喝奶的习惯。于是那个孩子的疾病不治而愈了。

小孩子的咽喉要道是个容易藏污纳垢的地方，如果护理不当，就容易导致孩子反复呼吸道感染，而睡前喝奶正是增加了呼吸道感染的机会。为什么这样说呢？这是因为儿童特殊的生理结构决定的。一方面婴儿鼻咽及咽部相对狭小，且较垂直，易于滞留食物。加之牛奶是很好的细菌培养基，当孩子

第一章
孩子生了病，
家长怎么办

第二章
让孩子少生病
的智慧

第三章
呵护孩子的保护神
——孩子常见疾病防治法

第四章
孩子怎样吃药
效果才好

第五章
儿科医生给家长
的心里话

喝完奶后，残留的奶渍很容易导致大量细菌滋生。此外，加之儿童各器官相距很近，如年幼儿耳咽管较宽，短而且直，呈水平位。因此，嗓子发炎不说，还可能并发中耳炎等。

另一方面，大家都听说过胃食管反流这个名词吧。新生儿期和2岁以下儿童特别多见，占70%以上，但大多属于生理性的，临床上很少会出现不适症状。但是如果睡前喝奶就容易让本来需要休息的消化系统再次工作起来，加重胃食管反流，严重时就容易引起胃食管反流病，反流的胃酸会刺激呼吸系统发炎。临床上典型症状除了会出现消化系统症状如胃口差、反胃、上腹痛等，非典型临床表现还会出现呼吸系统症状如呼吸暂停、喉炎、喘息、喘鸣、反复肺炎、慢性咳嗽、声音嘶哑以及鼻窦炎等。但是目前儿童胃食管反流诊断手段尚不理想，真正被诊断出来有胃食管反流病的孩子很少，许多孩子被误诊为反复呼吸道感染。所以，爱生病的孩子，不妨慢慢停掉睡前喝奶的习惯。

让孩子慢慢改掉睡前喝奶的习惯

1	如果孩子小，还不好改变睡前喝奶的习惯，那就要注意喝完奶后给孩子喂几口白开水
2	睡前的那顿奶，不要像平日那样浓，可以稀释一下，这样牛奶在胃里好消化，减轻胃的负担
3	尽量把喝奶时间提前一个小时，不要让孩子抱着奶瓶睡着了
4	对大一点的孩子，可以通过讲故事、发奖品、讲道理等方法，鼓励孩子改掉睡前喝奶的习惯
5	如果孩子出湿疹或荨麻疹，喝完奶后肚子胀、爱放屁和打嗝儿、吐奶，要考虑是对牛奶不耐受或过敏的表现。可以给孩子做食物不耐受检查，根据结果，在医生的指导下给孩子选择低敏奶粉

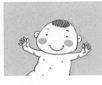

宝贝不会爬，抱的太多了

感觉统合能力在孩子的成长过程中起着重要的作用，其中爬行训练必不可少，关爱孩子成长，一定别把孩子抱的太多了。

　　我的儿子曾经是个早产儿，从小到大，他都得到家人的格外呵护。孩子出生的时候，恰逢我的父母退休，他俩天天轮流抱着他，几乎没有离过手。因为孩子早产，我对此也未在意。直到孩子快一岁的时候，我发现了孩子的问题。我的儿子竟然不会爬！我把他放到床上训练，他的肚子竟然贴在床上，像一只在水里游泳的青蛙，根本没有爬的动作。

　　身为医生的我，一下子急了，急忙给我的父母说了问题的严重性。我对他们说，平时把孩子抱的太多了，忽视了孩子的爬行训练，错过爬行这个动作而直接行走，孩子长大后会出现感觉统合失调。我要求他们每天必须抽出时间训练孩子爬行。

　　一周过去了，孩子没有任何变化，我和家人一起分析了一下原因。主要是孩子总在床上训练，空间小不说，床垫比较软，不利于训练孩子爬行，应该把孩子放到地面训练。我去市场买来了正规厂家的塑料泡沫地垫，把整个家的地板都铺了起来。

　　五颜六色的花纹吸引了孩子，孩子在玩耍中边玩边学，在全家一起努力下，我的儿子在半个月内学会了爬行，大家紧张的心终于落了地。儿子一直爬了几个月。当院子里同龄孩子的家长向我们炫耀他们的孩子早已会走路的时候，我的儿子依旧快乐地爬行着。一天，一个邻居看到我儿子总在爬行，好意给我孩子送来了他孩子用过的学步车，我虽然收下了礼物，但从来没有用学步车训练孩子行走，我们只把它当做孩子喂饭时的工具使用。

儿子15个月的时候，有一度，我怀疑孩子是否不会走路了，是否还真应该向邻居学习，每日训练孩子行走。我的父亲对我说，不要人为打乱孩子自我发展的过程，孩子能爬了，对他这个早产儿是好事，就让他多爬爬吧，会爬的孩子一定会走路。

这一天，我像往常一样，跟在儿子屁股后面看他爬行。儿子爬着爬着，忽然自己站了起来，摇摇摆摆地走了起来。从此以后，当我刻意把他放倒，让他爬行，他也不愿意了。儿子的成长过程让我亲眼见证了人类从爬行自然过渡到行走的过程，原来这个过程，根本不用特意的训练啊！

感觉统合这个概念最早是美国南加州大学爱尔丝博士在1969年提出的，感觉统合是一种大脑和身体相互协调的学习过程，没有感觉统合，大脑和身体都不能发展。我国有关研究表明，在儿童中存在不同程度的感觉统合失常者占10%～30%。感觉统合不足造成的行为失常有：坐不住、注意力不集中、笨手笨脚、吃手、咬指甲、爱哭、不合群、严重害羞等。

导致儿童感觉统合失调的主要原因有：

1. 胎位不正所产生的固有平衡失常。

2. 活动空间太小，爬行不足所产生的前庭平衡失常。

3. 母亲太忙碌，造成幼儿右脑感觉刺激不足。

4. 早产或剖宫产，造成触觉学习不足。

5. 要求太多，管教太严，产生拔苗助长的挫折。

6. 保护过度或骄纵溺爱，造成身体操作能力欠缺。

7. 过早用学步车，造成前庭平衡及头部支撑力不足。有人这样总结：导致儿童感觉统合失常的罪魁祸首，是都市化生活和小家庭制度。

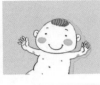

讳疾忌医，可能要了**孩子的命**

当孩子生病时，很多父母会犯两个错误，一是有病乱投医，二是讳疾忌医。首先，找了太多不相关的人看病，说法不一，导致他们自己反而没有了主见。紧接着他们又犯了"讳疾忌医"的错误，孩子有病，不愿意承认，医生反复劝说不听，所以孩子劫难在所难免。

　　一路上，我的心情沉重，脑海中不停地浮现出患儿母亲跪在地上痛哭的镜头。走进家门，我径直走进父亲的书房："爸，真想不到，几天前我给你说的那对夫妇的孩子死了，是喂奶的时候呛死了。"

　　父亲皱起了眉头，严肃地对我说："是在你们科发生的意外吗？"

　　"不是，是在家里。他们始终拒绝住院治疗。听说是孩子外婆喂奶时发生了呛咳导致的窒息。送到我们医院时，孩子已经停止了呼吸。他们要是早点住院，这个孩子或许不会发生意外。"

　　不等父亲搭话，我忍不住接着说了下去："我今天才知道，他们向大夫隐瞒了一个病情，他们的孩子已经8个月大了，一次只能喝30毫升奶，而且吞咽时有困难，平时就有呛咳。可是他们却没有告诉医生。后来在做高压氧疗时，氧舱的老师发现孩子喝水有吞咽困难，几次提醒他们抓紧住院检查治疗，明确诊断，可是他们优柔寡断，说回去再商量商量，结果孩子发生了意外。你说，这孩子家属思维怎么会这样啊？听说孩子父亲还是中学老师呢？"

第一章 孩子生了病，
家长怎么做

第二章 让孩子少生病
的智慧

第三章 脑孩子的保护神
——孩子常见疾病防治法

第四章 孩子怎样吃药
好吗才好

第五章 儿科医生给家长
的心里话

上个周日，我在门诊见到了上面所说的夫妇。我发现他们的看病方法有点问题，来的时候只带了一张孩子的照片和头颅CT的结果，问我他们的孩子有没有问题。还说他们刚跑了好几家大医院，有的医生说有问题，有的医生说没有问题。他们想多跑几家医院，看看都是怎么说的。

我询问了一下孩子的情况，他们说孩子8个月了，还不会坐。原来会的一些动作慢慢也不会了。我对他们说，看病首先要带孩子，不见患者就臆断的医生肯定不是好医生；另外，头颅CT的结果对脑瘫患儿不能作为完全依据和严重程度的判断。许多头颅CT没有问题的孩子，临床表现却很重，而一些头颅CT看着严重的患者，临床表现却很轻。所以，怀疑脑瘫的孩子，神经查体和发育评估是最重要的。我建议他们周一的时候赶紧带孩子找我们主任看看。我对他们介绍说，我们黄绍平主任是西北地区赫赫有名的儿童神经科专家。

类似的情况，在我们医院，我见的不少。通常家长听了我的解释，早就明白下一步该怎么做了。可是，这对夫妇却依旧不明白。孩子爸说："我感觉孩子没有问题，因为我孩子4个月前什么都好，腹泻住了一次院以后，就感觉孩子长得慢了。我认为是腹泻影响了发育。"孩子妈说："凭你的经验，我孩子没有病吧？"

我能感觉到孩子父母内心深处那种深深的抗拒。我耐心地对他们说，我的专业是呼吸，神经方面的疾病经验有限，看病一定要找专业医生。我再次向他们介绍了一下我们主任的情况，说她是西北地区很知名的神经科权威，许多外地的小患者慕名前来找她看。我们科室每年都要收很多脑瘫的孩子，他们周一可以去康复室参观。

53

听了我的介绍，孩子的母亲忽然笑了起来："你的意思是说，你们主任就是这方面的权威，我们没有必要再去其他医院看了？我们还有一家大医院没去呢，我们今天还准备去那里再问问。"

孩子妈妈的话让我哭笑不得，我说："你随便吧，我不是在做广告，你可以上网查查我们医院和主任的资料，也可以从病人那里获取信息看看我是不是在胡说。"说完，我准备看下一个门诊病人。

听我这样说，他们有点不好意思，准备起身离开。孩子的父亲又嘟囔了一句："我孩子没病吧？"我知道这对家长是太紧张了，我又对准备离开的他们说了一句："你们不要总怕谈到病，不要为未知过分担心，首先带孩子来看病，这才是最重要的，现在担心有什么用呢？"

再后来，家属找我们主任看了，他们却隐瞒了病情，拒绝住院，只同意了门诊检查。再后来就发生了意外。出事那天，孩子的父母不断地指责孩子死亡与外婆喂养不当有关，孩子的母亲跪在抢救室地上放声大哭，他们还是否认自己孩子的死亡与脑瘫有关……

在古代，蔡桓侯不听扁鹊的建议，是因为扁鹊没有拿出证据让人相信。如今，我们有了证据，家属却不相信，这是多么让人遗憾的事情。

孩子黄疸不是大问题

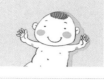

新生儿黄疸大部分是生理性黄疸，理论上是不需要特殊治疗的。可是，黄疸病因复杂，一般家长不可能鉴别自己孩子到底是生理性现象还是病理性现象。所以，一旦孩子出现黄疸，家长不要抱侥幸心理，宁可治疗积极一点，不要错过了治疗时机，抱恨终生。

这一天，我们组收了一个黄疸的孩子，出生才一个多月，孩子在满月时被抱出了"黑房子"的时候，家长才发现孩子全身皮肤发黄，连忙抱到了医院。我们查看孩子，发现孩子精神差不说，血象还非常高，后来孩子被送到了抢救室。

中国妇女坐月子，喜欢让妈妈和孩子一个月内都待在屋里，而且包得严严实实。更有甚者把窗户也遮起来，黑洞洞的不见天日，这种落后的方法，至今在不少地方仍然存在。一个月不见天日，对母亲和孩子都会造成危害。母亲易发生骨质疏松，孩子易发生佝偻病。更可怕的是小婴儿出现黄疸等异常，家长看不见。所以坐月子要讲求科学方法，一定要在空气流通、明亮洁净的环境里坐月子。

再来说说孩子的黄疸。新生宝宝中有一半的孩子皮肤发黄（足月儿50%，早产儿80%）。这样的孩子我们通常诊断为新生儿黄疸。引发黄疸的主要原因是新生儿时期由于胆红素代谢异常引起血液中胆红素浓度升高，导致孩子皮肤、黏膜以及巩膜发黄。

新生儿黄疸大部分是生理性黄疸，也就是说是新生儿期常见的一种生理现象，民间称此为"月窝黄"，理论上是不需要特殊治疗的。可是，黄疸病因复杂，一般家长不可能鉴别自己孩子到底是生理性现象还是病理性现象。所以，一旦孩子出现黄疸，家长不要抱侥幸心理，在医生的指导下密切观察，宁可治疗积极一点，不要错过了治疗时机，抱恨终生。孩子出现黄疸症状后，家长们应该做些什么呢？

观察

家长可以在自然光线下，观察新生儿皮肤黄染的程度。如果仅仅是面部黄染，便是轻度黄疸，可以在家里继续观察；如果发现孩子躯干部，甚至四肢和手足心也出现黄染，便需要立即到医院化验了。

早开奶

新妈妈要充分认识三早的重要性（早接触、早吮吸、早开奶）出生30分钟内开奶，开奶可使新生儿得到初乳，从而减轻新生儿生理性黄疸，又能保证新生儿能量及早充足的摄入，还可使孩子胎粪较早排出，建立肠道的正常菌群，从而减少胆红素自肠道的吸收。

化验黄疸的方法

如果大夫感觉孩子黄疸症状不重，通常我用经皮测胆仪（大医院一般都有这个仪器）粗略测一下就可以了。如症状严重，该抽血化验的一定要化验，这个时候不能心疼孩子。

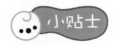

吃母乳的宝宝受到母乳中含有的雌性激素影响，黄疸症状表现会拖延时间比较长，这种症状表现被称为母乳性黄疸。母乳性黄疸的症状表现为皮肤、粪便呈黄色，持续时间在1～2个月左右然后会自然恢复正常。

黄疸的孩子咋护理

喂点葡萄糖水

葡萄糖是单糖分子，可被人体直接吸收进入血液循环，然后通过渗透利尿作用，将血液中产生的过多胆红素排出体外，从而使黄疸减轻。

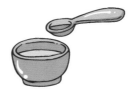

摄入活菌制剂（如妈咪爱、金双歧）

新生儿肠道的细菌量少，不能将肠道内的胆红素还原成粪胆原、尿胆原，活菌制剂能增加肠道内益生菌的功能，促使其尽可能转化为尿胆原、粪胆原排出体外。

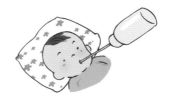

中药茵栀黄颗粒

中药茵栀黄颗粒有清热解毒，利湿退黄的作用。此外，有研究表明，抚触孩子皮肤可以减轻黄疸。因为婴儿皮肤娇嫩，皮下毛细血管丰富，通过抚触能达到促进黄疸消退。需要注意的是，以上方法仅仅起辅助治疗作用，不能代替医院的正规治疗。

严重的病理性黄疸有可能并发胆红素脑病，通常称"核黄疸"，造成神经系统损害，导致儿童智力低下等严重后遗症。所以，孩子一经医生诊断需要住院的，一定要配合医生进行正规治疗。

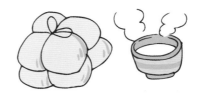

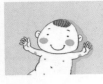

换个奶喝，把湿疹"吃"掉

"医学之父"希波克拉底在公元前400年前说过的一句话："我们应该以食物为药，饮食就是你首选的医疗方式。"

在儿科门诊，我经常看到一些因为湿疹前来就诊的患儿，因为我的专业是呼吸系统疾病，过去的我常常推荐他们去皮肤科就诊，在我固有思想里，湿疹属于皮肤科疾病，皮肤科的外用药应该是首选的。

一年前，我在中日友好医院进修，跟着儿科呼吸过敏专家许鹏飞教授学习，看到他对不少湿疹孩子进行了饮食的指导，孩子们恢复得非常好。使我想起"医学之父"希波克拉底在公元前400年前说过的一句话："我们应该以食物为药，饮食就是你首选的医疗方式。"我一直以为这只是个幻想。然而，在许鹏飞教授那里，我却看到幻想变为了现实。

进修结束后，我回到西安，指导了十几例湿疹的孩子。我深刻体会到湿疹不是单一的皮肤病，它其实是孩子全身过敏的一种表现，合理指导湿疹孩子饮食，可以起到事半功倍的作用。

营养的牛奶为什么变成了致敏的物质？湿疹是怎么形成的？

湿疹病因复杂，但有资料表明，至少35%～60%的患儿是牛奶蛋白过敏引起的。简单地说，就是牛奶里的蛋白导致孩子过敏，湿疹是过敏在孩子皮肤上的一种表现。营养的牛奶为什么变成了致敏的物质，这是怎么回事呢？

这是因为婴幼儿胃肠道免疫机能未发育成熟，出生后胃酸分泌少，肠道蛋白水解酶的活性也未达到成人水平，肠道绒毛膜的屏障保护作用差，当孩子过早的摄入了牛奶，牛奶就作为一种不同于人体的异性蛋白变成了致敏的抗原，通过肠道黏膜进入体内。

正常情况下，大多数孩子的肠道对食物抗原产生耐受反应，但少数具有遗传易感性的患儿（凡是父母或兄弟姐妹中有人发生过敏性鼻炎、哮喘、湿疹等过敏症状的家庭，就被称为过敏家庭。其宝宝就具有遗传易感性，发生过敏的概率就会增加。）

当这些"过敏体质"的孩子过早食入牛奶，就会发生各种异常免疫反应，简单地说，就是发生了过敏反应。

湿疹只是过敏在孩子皮肤上的一种表现，其实，还有很多现象常常和牛奶蛋白过敏有关。比如婴幼儿出现反复吐奶、便秘、肠绞痛、腹泻、便血等。

那么湿疹的孩子吃什么呢？湿疹真的可以"吃掉"吗？

越来越多的资料表明，低敏奶粉可以大大改善孩子湿疹的症状。我也通过我亲自治疗的孩子得到了验证。2009年，澳大利亚专家共识组指出：三种婴儿配方奶可用于治疗牛奶蛋白过敏症。应根据过敏综合征选择配方奶。如深度水解配方奶，首选用于治疗6个月以下婴儿的速发性牛奶蛋白过敏（非全身过敏反应）、食物蛋白诱发的小肠结肠炎综合征、特应性湿疹、胃肠道综合征和食物蛋白诱发的直肠结肠炎。

豆基配方奶首选用于治疗6个月以上婴儿的速发性食物反应、胃肠道综合征或不伴生长发育障碍的特异性皮炎。氨基酸配方奶首选用于过敏性和嗜酸细胞性食管炎等。如今，这些特殊奶粉在大超市或奶粉专卖店可以买到。

引起孩子湿疹的不只是牛奶蛋白，一项调查显示：鸡蛋、花生、黄豆、小麦等都是引起婴幼儿湿疹的原因。对于严重湿疹的孩子，一定要尽量避免过早使用这些食物。

当宝宝出现以下症状时要怀疑食物过敏的可能

1.皮肤症状：湿疹（俗称"奶癣"）、风疹、唇周或眼睑水肿等。

2.胃肠道症状：持续呕吐、腹泻、便血、无故拒奶、便秘等。

3.呼吸道症状：气喘、频繁咳嗽、流涕等。

4.全身症状：烦躁不安、频繁哭吵、生长发育迟缓。

　　如何诊断孩子是食物过敏呢？可以给孩子做皮肤点刺实验以及食物不耐受检查。如今，不少三甲医院变态反应科或皮肤科实验室可以做这些检查，家长可以到就近医院打听一下。

　　婴儿湿疹，往往是儿童过敏性疾病的早期表现，如果在早期不注意治疗、保养，有不少患儿随后就可能会发生哮喘、过敏性鼻炎、过敏性结膜炎等其他过敏性疾病。有数据统计如下：小于1岁的湿疹儿童，如果对配方奶过敏，60%的患儿今后有可能会发生哮喘；小于2岁的湿疹儿童，如果对鸡蛋过敏，80%的患儿到7岁时可以发展为呼吸道过敏性疾病和哮喘。一项国外报道大约20%～50%的婴儿湿疹患者后来发生了哮喘，45%的婴儿湿疹患者以后发生了过敏性鼻炎，即大约80%的婴儿湿疹患者在他们的皮肤症状消退后，又发生了呼吸道过敏反应。研究甚至还发现：婴儿湿疹与哮喘的发病机制有惊人的相似之处，因此有人将其称为"皮肤上的哮喘"。

　　得了湿疹的孩子，我给家长的建议是：一定要正规治疗，不能只用外用药一擦了之。

小宝宝吐沫沫怎么回事

新生儿神经系统调节能力差和呼吸道发育不成熟，决定了他们得肺炎时，往往没有大人所表现的咳嗽或高热，但有他们自己的特点。新妈妈养育孩子一定要仔细，发现问题，需要及时就诊，不能大意。

这一天，我接到朋友打来的电话："海燕，我妹子刚当妈妈不久，最近孩子总吐沫沫，他们去附近医院看后，医生说孩子是肺炎，让住院，我看了孩子，就是嘴里有沫沫，不发热，也不咳嗽，怎么能是肺炎呢？是不是医生言过其实呢？"

我让他们把孩子抱来，让我看一下。不多时，孩子就被抱来了。

我查看了他们怀里的小宝宝，孩子生后20来天，口里有白色的沫沫，呼吸浅快，精神不好，并不像他们说的那么轻松。我查体的时候看到宝宝反应差，不哭。我让孩子妈妈喂奶，孩子吃奶没有力气。孩子双肺有少许湿性音。最后，我给孩子测了体温，孩子有低热37.5℃。

我对他们说，孩子就是得了肺炎，要赶紧住院。

孩子妈妈一脸迷惑，惊讶地看着我，问道："孩子没有咳嗽，怎么就成了肺炎呢？为什么会吐沫沫呢？"

我对他们解释道："新生儿肺炎很不典型，是因为孩子的神经系统发育不完善，调节能力差，还不能发动咳嗽那么复杂的动作。为什么会吐沫沫呢？是因为新生儿的气管又短又窄，长度仅为成人的三分之一，而且呈漏斗状。呼气时，肺内气体通过狭窄的气管冲出，气流急，将气管内的痰液通过

61

短短的呼吸道冲出口腔。这有点像小孩子把小管放在肥皂水中吹气泡一样。气体通过污浊的痰液时，产生许多小沫沫，从口中吐出。"

　　"原来是这样，你这样一解释，我们就明白了。"孩子一家点点头，同意了住院。

　　孩子收住到了我们科后，按照肺炎正规治疗，不到一周，就顺利出院了。

新妈妈请注意

　　新生儿神经系统调节能力差和呼吸道发育不成熟，决定了他们得肺炎时，往往没有大人所表现的咳嗽或高热，但有他们自己的特点，如吃奶时发呛，呼吸快而浅，面色青灰，精神萎靡、烦躁或嗜睡，不哭、不吃奶等；还有体温正常或反而偏低，甚至全身发凉，这往往是病情严重的表现。当然，小婴儿口中吐沫沫，也不是100%就是肺炎，比如孩子消化不好，或口中得了鹅口疮，也会口中有沫沫。总之，新妈妈养育孩子一定要仔细，发现问题，需要及时就诊，不能大意。

从宝宝的尿中可以发现什么问题

当宝宝尿液出现浑浊的时候，也有可能与疾病有关，如脓尿、菌尿、乳糜尿等。这个时候，孩子会同时出现尿急、频尿、尿痛等伴随症状。这时，家长应尽快搜集孩子的尿液，同时带上孩子去医院治疗。

冬季的一天，小梅在屋里给儿子"把尿"，这一天，暖气不太好，屋里有点冷。小梅一边吹着口哨，一边摇动着孩子的小屁股。小梅的儿子快20个月了，在妈妈的诱导下，小家伙忽然一使劲，尿出了一长串尿液。小梅忽然一愣，她发现，孩子的尿竟然是米汤浑浊状。宝宝虽然没什么反常，不哭也不闹。但小梅脊背上冒出了冷汗，她急忙给我打来电话，询问孩子是不是肾脏出了问题。我让小梅把孩子的尿带到医院化验，经检查，孩子的尿为"结晶尿"。

什么是结晶尿

正常人的小便是淡黄色清澈透明的，看不到什么东西。可是，如果天太冷再加上喝水特别少，尿液就有可能呈现白色浑浊状，看起来像米汤，这是因为尿液浓缩后，里面盐类结晶从尿中析出并产生了沉淀。医学上称为"结晶尿"。

短期出现结晶尿问题不大，如果长期出现，可能导致泌尿系结石。家长们不能大意。如果经化验检查确诊为"结晶尿"，大多时候多给孩子喂点水就可以缓解了。但如果发现喝水无缓解，家长可以使用pH试纸（药店有售）测试尿液，根据尿液的pH值判断孩子尿液的酸碱性，对症处理。如果pH<5.0，常出现酸性结晶尿，可给孩子喝点小苏打水；如尿液pH>7.0，常出现碱性结晶尿，可给孩子口服维生素C。（正常尿液的pH值范围约为4.8~7.4，正常人尿液多呈弱酸性）。经过这样处理，孩子的尿液通常很快就好转了。

提醒家长注意的是，上面讲的结晶尿这种情况只是导致尿液变白的一个常见的原因。还有很多疾病，也会导致孩子的尿液变白。如脓尿、乳糜尿、脂尿或服用磺胺药后等。所以，发现尿液颜色不正常，一定要化验尿常规。

除了尿色变白以外，在临床上，我们常常见到的是"血尿"。比如急性肾炎，就是儿科常见的疾病，多见于孩子高热后，忽然尿色变红，呈现洗肉水样或茶色。引起血尿的疾病不只是肾炎一种情况，泌尿器官的炎症、结石、肿瘤、憩室、息肉、畸形或血管异常、寄生虫病、外伤等都可以引起血尿；除了泌尿系统，一些血液病如血小板减少性紫癜、过敏性紫癜、白血病、血友病等也会引起血尿。

上面提到的血尿是指"肉眼血尿"，就是说，我们通过肉眼可以看到的血尿。还有很多情况比如肾炎早期是肉眼看不到的"镜下血尿"，只有通过显微镜才能看到的血尿。

不久前我上门诊，看到一个高热三天的孩子，我除了建议给孩子查血常规以外，还建议查尿常规。孩子的家长很迷惑，觉得孩子尿液看上去只是有点黄而已，并没有觉得有什么异常。可是，当孩子尿常规化验回来以后，他们惊呆了，孩子的尿检报告上红细胞竟然是两个加号。孩子及时住了院，最后确诊为急性肾炎。孩子后来康复出院，家长特别感谢我，说幸好查了尿，不然就可能耽误病情的及时治疗了。所以当孩子生病高热不退时，给孩子检查一下尿常规并不多余。

发现**脑瘫**的蛛丝马迹

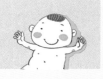

小儿脑瘫对患儿的危害极大，往往会导致患儿生活无法自理，甚至终身残疾，给整个家庭带来极大的痛苦。由于大多数脑瘫孩子智力正常，很多家长在孩子没有学走路前，没有发现孩子有异常。

一次同学聚会，我遇见了很久未见面的老同学小王。我们一起聊天时，她对我说，她孩子的小名叫"小天鹅"。问起她孩子名字的由来，她说孩子6个月时双脚尖有点下垂，双脚尖姿势像《天鹅湖》跳芭蕾的演员，所以给孩子起了个小名叫"小天鹅"。

听她这样一说，我一惊，这是多么异常的表现呀。当我对她说，孩子要赶紧带到医院来检查，排除脑瘫的可能。小王惊呆了，她说，她以为孩子小的时候都是这个样子。随后她急忙把孩子抱到了我们医院检查，经头颅CT、生长发育评估等检查，孩子确诊为"脑性瘫痪"。

此时，小王的孩子8个月，治疗还算及时，在我科经过几个疗程的综合治疗后，现在已基本达到正常孩子的发育水平。说心里话，小王算幸运的，再迟几个月，治疗起来就难了。在临床上，很多脑瘫的孩子都是到了一岁后学走路的时候才发现了异常，这个时候，治疗就不太容易了。

在临床上，脑性瘫痪是非常常见的一种儿童疾病。由于各种原因，比如早产，新生儿窒息，低出生体重儿等原因，引起的小儿大脑受到损伤，孩子出现运动障碍及姿势异常，部分孩子会合并智力低下。小儿脑瘫对患儿的危害极大，往往会导致患儿生活无法自理，甚至终身残疾，给整个家庭带来极大的痛苦。由于大多数脑瘫孩子智力正常，很多家长在孩子没有学走路前，没有发现孩子有异常。

脑瘫以痉挛型为常见

脑瘫有7种类型，其中痉挛型这一类型最常见，约占全部患儿的70%，临床常见表现为四肢肌张力增高，双足呈马蹄内翻状，步行时足尖下垂着地，严重病例的孩子双下肢呈剪刀状交叉。

脑瘫患儿要想获得满意的疗效，早诊断、早治疗是关键。

所谓早期诊断是指小儿生后6个月内就被确诊的脑瘫患儿，3个月内被确诊的称为超早期诊断。目前，发达国家脑瘫早期诊断率已达87%左右，远远高于我们国家。

从我们科室近几年治疗的200余例脑瘫患儿的诊治时间来看，大部分比较晚。并且存在这样一个现象：农村的家长给孩子看病的时间大多在1岁以后，城市的家长给孩子看病的时间大多在7个月以后。这些孩子当中，只有不到10%的脑瘫患儿在3个月内开始治疗。

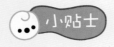 小贴士

有资料表明，轻、中度脑瘫儿早期治疗治愈率最高可达97%，重度脑瘫儿早期治疗治愈率达80%以上。如果错过这个最佳时期，治愈率就会逐渐下降，如果超过一岁，治愈率就非常低了。所以说帮助家长在早期识别脑瘫迹象非常重要，抓住早期治疗是脑瘫儿能否康复的关键因素。

新生儿脑瘫诊断虽难，但也会有一些症状

脑瘫在新生儿期虽难以诊断，不过认真观察也会发现一些蛛丝马迹。如新生儿吮乳困难无力，觅食反应差。这些都不是新生儿的正常反应。此外，患儿很少有肢体动作，特别是下肢更为明显。还可能表现为好哭、易激怒，或者相反非常安静。

需要强调的一点是，如今，家长对孩子的营养状况一般都很关心，尤其是补钙的观念深入人心，而有一些脑瘫患儿早期的表现是肌张力减低，家长往往把这种征象归结于孩子缺钙，盲目补钙，结果延误患儿的诊治时间。

如果妈妈们在孕期出现先兆流产、胎盘早期剥离和营养不良等疾病，或者妈妈年龄超过35岁，孩子生后如早产、低体重、宫内窒息、羊膜炎、颅内出血、胎位异常、产程延长、新生儿惊厥及严重感染等，都是高危因素，家长一定要每月带孩子去正规大医院，让儿童神经专业医生查体。

早产儿好养

我想对所有早产儿的家长说，孩子是因为我们而出生，我们有责任尽最大的力量帮助他，我们不能仅仅为了拥有一个看上去健康的孩子，就要轻易的剥夺早产儿的生命！

了解我的朋友都知道，我的儿子是早产儿，生下来的时候只有4斤。一个早产儿的出生，将会给一个家庭带来多少焦虑和煎熬，我这一生，亲身体会到了。养育儿子的过程，让我学到了很多书本上没有的东西。也算老天眷顾我，我的早产儿子，在我这个医生手中，比较顺利的带大了。

为了更好地养育早产的儿子，我查了很多资料，也积累了一些育儿经验，写出来，希望对那些和我有一样经历的早产儿家长有点帮助。

俗话说，瓜熟蒂落，但早产儿却因为种种原因被迫来到了人世，因为各系统发育均不健全，所以孩子的呼吸系统、消化系统，甚至神经系统的功能都不能像足月儿那样运转正常。其中，早产儿最严重的问题，也就是家长最担忧的就是可能出现的脑性瘫痪（简称脑瘫）问题，这个名字起的有点恶毒，很多家长以为这个病就是低能儿。其实，大部分孩子智力是正常的，只是孩子会表现运动障碍和姿势异常。脑性瘫痪的发生率为2%～3%，早产儿发生脑瘫的发生率是20‰左右，但是如果能在孩子出生后就开始治疗，很多时候，孩子可以不留任何后遗症。因此，科学的养育早产儿非常重要。我谈谈个人的一些育儿经验：

法则1：坚持母乳喂养

越来越多的资料证明，母乳喂养早产儿，其体外增长和宫内增长持平。所以，作为孩子的妈妈，一定要尽早尽力让孩子多吃母乳。

母乳有记忆功能，就是说，孩子需要得越多，分泌就越多。然而，很多早产儿被迫住进了医院，缺失了与母亲接触，导致妈妈的奶水分泌过少。加之孩子又过早地用了奶瓶，新妈妈不会喂养等问题，很多早产儿妈妈被迫放弃了母乳喂养的机会，这非常可惜。早产儿妈妈，不要轻易放弃给孩子喂奶的机会。如果孩子住院，可以用吸奶器把母乳吸出来，然后装到奶瓶里，送到育婴室里。

如今的医院，大都支持这样的做法。只要坚持喂养，母乳自然就增加了。如果医院没条件喂母乳，新妈妈可以在医生或专业催乳师的指导下，把母乳挤出来进行保存，有资料表明，把母乳储存于独立的冷冻室，保存期最多可以放3个月，如果是-19℃冷冻室，可以储存12个月。冷冻的母乳在解冻时，可放置在冷藏室慢慢解冻退冰。

不要将母乳直接用炉火或者微波炉加热，这样会破坏母乳中的养分。解冻后的母乳直接倒入奶瓶中就可以喂宝宝了。但解冻后一定要在24小时内让宝宝吃掉，并且不能再次冷冻。小于35周的孩子吞咽功能不协调，如果不能吮吸妈妈的乳头，需要在医生或催乳师的指导下试用杯子或空针筒喂食，然后慢慢训练吮吸动作。

法则2：坚持按摩抚触

孩子出院后，家长立即要配合医生定期对孩子按摩、运动训练和早期物理康复等。这样做，可以大大降低早产儿脑瘫发生率。如今网络带给我们很多便利，家长可以利用网络资源，学学如何给早产儿按摩和抚触。别小瞧这些物理方法，比如抚触孩子的脊背，揉揉小脚丫，对早产儿很有好处。

法则3：不急不躁按需喂养

早产儿肠胃功能很差，稍微喂养不合适就容易吐奶，每个孩子的情况都不一样，所以，这个时候，要摸索自己孩子的实际情况。也不要和其他孩子比较。母乳不够，要选用早产儿奶粉，少量多次，按需喂养。如果呕吐的很频繁，可在医生指导下选用药物干预治疗。关于早产儿的喂养，体重小于1800克的孩子，存活能力比较低，通常需要住院治疗，需要营养液的输入和专业人员的护理。大于1800克的孩子，如果一次能吃20毫升，3小时一次，家长们就可以带回家自己喂养了。早产儿需要从微量喂养开始，如每次3毫升，3小时一次，出生后24小时循序渐进，每天根据情况增加奶量，不能急躁。在临床上，我们常常以每天15～20毫升这个总量增加，2～3小时一次，根据孩子情况慢慢增加。家长们要根据自己孩子的情况捉摸规律。

法则4：练趴的姿势

趴的姿势，利于孩子颈部和身体的发育，满月后，让孩子每天趴到床上，从十几秒开始训练，逐渐增加到几分钟。趴这个姿势对早产儿非常重要。趴睡时，孩子较脆弱与敏感的前胸部、腹部及外生殖器是被包藏保护在内面，不易受外界的干扰，如同又回到子宫内胎儿的姿势，孩子会有安全感、易熟睡、也少哭闹，对早产儿神经发育而言，是有利的。另外，因为孩子胃部特殊的结构走向，趴睡的宝宝胃内容物不易流到食道及口中或呕吐，而且容易蠕动到小肠中，对胃肠的消化吸收甚有帮助。

法则5：不要用学步车

6个月以后，家长一定不能太心疼孩子，一定要减少抱孩子的时间，在孩子不疲惫的情况下，让孩子在床上或地板上活动。我当年就买了塑料泡沫铺在客厅的地上，为学习爬行的动作做准备。不要使用学步车，学步车会影响孩子自然发育的过程。

法则6：正确看待宝宝的发育

每月带孩子去医院找专业人士进行发育评估，注意孩子早产的时间要除去。比如，孩子虽然7个月了，可是早出生了一个月，评估孩子发育的时候，这个孩子就是6个月。所以当孩子评估很差的时候，不要灰心，有时候是评估的不对，有时候是自己在家没有给孩子训练到，孩子没有学，当然不会。如果真的发现落后的厉害，需要尽早进行正规康复治疗。

每个孩子都是上天赐予我们的小精灵。虽然孩子先天禀赋不足，虽然他们容易生病。可是，他们因我们而来，我们要尽全力爱他们，很多时候，爱可以创造出奇迹。

养育一个小生命，尤其是早产儿，你会发现，从我们孩子身上，随时随地都能感受到生命力的顽强和伟大……

小心牵孩子的手

对于小孩子，尤其是正在学走路的孩子，我们和他一起行走的时候，最好不要牵拉他的一只手，可以在背后绑个带子。给小孩子穿衣服时，也要因势利导，应避免动作生硬牵拉。

一天，我的好友小薇带着2岁的儿子坐上了上海开往西安的特快列车。孩子看着新奇的车厢很激动，在车厢里快乐地跑着。小薇用一只手拉着孩子，跟随着他在车厢里快乐地走着。途中孩子不小心摔了一跤，小薇趁势拉了孩子一把，结果孩子的胳膊马上就不能动了，并且哭闹不止。小薇急忙给我打来了电话求助。

我意识到，孩子患的是典型的"桡骨小头脱位"，也就是人们常说的脱臼了，需要立即让骨科医生手法复位。当时车已经开动了，我建议她找列车员通过广播呼叫一下，看看列车上是否有骨科医生，帮助孩子复位一下。过了一会儿，小薇打来电话，说列车员帮着呼叫了，车上没有骨科大夫。她焦急地问我，从上海到西安，需要十几个小时，孩子这种情况能否拖延治疗，就是说到了西安再带孩子去医院。我让她放下电话等我消息。

我询问了我们医院的骨科医生。骨科医生说，考虑孩子年龄小，十几个小时，时间太长，孩子具体情况不详，建议她最

72

好中途下车，尽早带孩子去医院检查治疗。我把骨科大夫的话转述给了小薇。小薇准备带孩子中途下车，可是忽然灵机一动，觉得还是要再碰碰运气，实在不行再中途下车。于是她抱着孩子一节车厢一节车厢地问过去，边走边问谁会给孩子脱臼复位。

老天眷顾了这个有头脑的妈妈，她在一节车厢里碰见了一个外国医生。这位医生抱过了孩子，三下五除二就给孩子复了位。于是小薇带着孩子顺利回到了西安。

小薇的故事让我感慨良多，也受益匪浅。很多时候，当我们遇到意外事件，大脑会一片空白，甚至会痛哭流涕，不知所措。其实，凡事至少有三种解决方法，当我们遇见问题时，一定要沉着冷静，至少想出三个不同的解决方法。

桡骨小头半脱位是常见的小儿外科疾病，俗称"牵拉肘"，多在家长向外侧牵拉孩子上肢时发生。2～4岁的孩子最常见。因为，孩子桡骨头尚未发育完全，环状韧带较松弛，当强力牵拉时易发生脱位。

所以，提醒刚当家长的朋友们注意，当我们的孩子还小，尤其是孩子正在学走路的时候，我们和他们一起行走的时候，不要牵拉他的一只手，最好在孩子背后绑个带子。给小孩子穿衣服时，也要因势利导，避免动作生硬牵拉。若不幸出现上述脱位情况，不要私自处理，而要立即带孩子去骨科就诊。

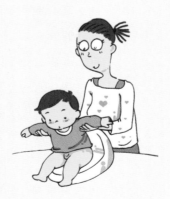

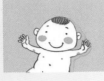 # 如何引导怕打针的孩子

1.不要对孩子说假话。

2.面对孩子的疼痛，家长们自己首先不能恐惧。

3.面对孩子的恐惧，家长要予以足够的重视，不要装作无所谓的样子，甚至嘲笑、讽刺、打骂孩子。更不能当着孩子的面落泪。

周末的一天我值班，正在处理医嘱的时候，病房里忽然传来阵阵小孩子地哭喊："救命呀，我不打针，我不打针！"同时夹杂着大人们的喊叫声："哎呀，不许动，别乱动！"

那是个小女孩的声音，嗓门非常大"我杀死你，我杀死你，救命呀，救命呀……"那孩子依旧哭喊着。听见这样"撕心裂肺"的喊声，我赶紧站起来，走出值班室，顺着哭声走过去。我看到病房门口站着一个年轻的妇女，她耷拉着脑袋，皱着眉头站在那里。

"哟，这是谁家的孩子，哭成这样？"我问。

"是我的孩子。"门口那个妇女说，她的脸上有泪水。

"你怎么站在门口？"

"我进去，她哭得更厉害。"

此时，几个护士正要给孩子打针。小女孩顽强地挣扎着，又蹬又踹，护士们无从下手。孩子母亲走过去，准备帮忙扶着孩子的胳膊，小孩子看见母亲，竟然露出憎恨的眼神，照着她妈妈的头打了起来，同时哭喊着："我杀了你，我杀了你！"孩子的母亲无奈地

躲闪着孩子的巴掌。

看到这样的场面，我制止了护士打针："别打了，缓一会儿，这样会吓着孩子。"

孩子听见不打针的话，马上停止了哭声，面无表情地坐在那里。我走过去，对小女孩说："孩子，打针很疼哟，我小时候也怕打针呢。可是，不打针，我的病就好不了，于是我就咬咬牙挺过去了。你看，我现在病好了，还当了医生呢。"

小孩子抬头看了我一眼，没有说话，但是我看到她的脸上没有了恐惧。我微笑着对她说："你一定要乖乖的，配合了打针，想吃啥好吃的，叫你妈妈给你买，好不好？"

"我要肯德基。可是我妈妈不给我买！"小女孩噘着嘴对我说。

"我让你妈给你买，好不好？"

我转过头给孩子的母亲说："你一定要给孩子买，听见了吗？"

孩子的母亲面露难色："孩子得的是过敏性紫癜，教授不让她吃。"

我转过头对孩子说，"你身上的紫癜还没有完全退去，暂时不能吃鸡肉，要不然，又要新出了，你就要多打几天吊针了，用一件玩具来换肯德基好吗？"

孩子瞪着天真的大眼睛，向我点点头。

后来，小女孩拿着妈妈给她买的玩具，非常配合地打了吊针。

可以说，所有的孩子都怕打针，面对孩子的恐惧，很多家长不知道怎样引导孩子，要么跟着孩子一起害怕，要么躲避，要么强制，这些都是不对的方法。

恐惧是儿童成长过程中不可缺的一种情感体验

心理学家指出：孩子在学会说话前已能观察周围的情绪气氛，1岁左右就能分辨各种情绪，读懂父母脸上的表情。若父母能在突发事件中保持镇定，则孩子便能从中吸取胆量，减少性格中的恐惧成分。恐惧是儿童成长过程中不可缺的一种情感体验，是儿童对危险情景或事物的一种积极应答。所以，帮助孩子克服恐惧是帮助孩子健康成长的一部分。

面对孩子打针的恐惧，我们家长应该怎么办呢?

1.不要对孩子说假话："不疼，不要害怕，只是虫子咬一下。"假话不仅不能安慰孩子，还会影响他们的真实感觉之后更加不信任大人。应该让他们知道疼痛是无可奈何的，但是可以换来健康。

2.心理学家说："声调和身体的语言决定沟通的效果。"面对孩子的疼痛，家长们自己首先不能恐惧。我们可以镇定地、自信地对孩子说："宝宝哭了，妈妈知道你疼了，有点害怕了，可是宝宝很勇敢，打上针，疾病很快就好了。"这种鼓励话，可以给所有年龄段的孩子说，越小的孩子，他们的灵性越大。

3.面对孩子的恐惧，家长要予以足够的重视，不要装作无所谓的样子，甚至嘲笑、讽刺、打骂孩子。更不能当着孩子的面落泪，否则，父母不自觉地把更多的恐惧感"传染"给了孩子。

如何减轻宝贝进入医院的恐惧

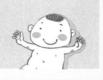

"每个孩子，在很小的时候，都可以听懂妈妈给他说的话。但是，不少母亲却听不懂孩子的话。"

下午4点，病房里传来阵阵脚步声。杂乱的脚步声，孩子的哭声，家长的说话声打破了病区的宁静。

那是个1岁模样的小男孩，自从被抱进病房开始，就扯着大嗓门"哇哇"哭起来，声音很大，惹得病房里的一些病人家属好奇地走出来张望。

小孩子还真是个"坏脾气"。此时的他，头上挂着吊针，在妈妈怀里大声哭着，孩子身后，跟着孩子的爷爷和爸爸。可是谁哄都不行，只是使劲地哭喊。我知道这是"白大衣现象"，现在的孩子聪明得要命，别看年龄很小，也知道医院不是好地方。

孩子的妈妈，一脸的疲倦，她皱着眉头，训斥着自己的孩子："哭什么呀，疼你也哭，不疼你也哭，你把人都快累死了。"小孩子听见妈妈的指责，不但没有安静下来，哭声更大了。孩子的母亲估计是累到了极点，忽然大声骂起了孩子："你再哭，我把你扔到垃圾堆去，烦死人了……"

孩子依旧扯着嗓子哭着，此时，孩子的父亲走过来，抱过了孩子，对孩子的母亲说："孩子生着病，你就别说他了，再说了，你说他有用吗？孩子根本听不懂，你去歇会吧，我来抱孩子。"孩子的母亲，坐到了旁边的凳子上，忽然哭泣了起来。

我走过去，对孩子的母亲说："我看到你很难过，孩子生病，家长真的

77

很焦虑啊。孩子都是这样长大的，得一次病，就长大一次啊。我刚看了，孩子问题不大，很快就能好。"

孩子的母亲擦了擦脸上的泪水，对我说："谢谢你，医生，这个道理我都明白，就是看他哭个不停，心里很烦。你说，他怎么不像别的小孩子那样，稍微能乖一点，你看他，哭得没完没了，说啥也听不懂，我心里特烦，真希望他快点长大。"

"你说错了，你说的话，他都能听懂的。"我笑着看着孩子的母亲。

"我不懂你的意思。"孩子妈妈疑惑地看着我。

"每个孩子，在很小的时候，都可以听懂妈妈给他说的话，只是你没有听懂孩子的话。"看着孩子妈妈疑惑的眼神，我接着解释道："孩子一进门就给你说话了，他是用哭声在给你表达，他在说，妈妈，我害怕。而你呢，没有听懂，却不停地训斥他。你说，你哭什么呀？疼你也哭，不疼你也哭，你把人都快累死了。你没有接纳孩子的情绪。所以，孩子才会哭得更厉害呢。家长要学会接纳孩子的各种不良情绪，接纳后，才有可能把孩子从不良情绪中引导出来。你自己情绪都不好，怎么可能让孩子心情好呢？况且孩子还生着病，身体不舒服，这个时候，孩子最需要的是妈妈的爱呀。"

孩子的妈妈若有所思地点了点头："你说的好像有道理，以前，我还真没有这样考虑过，我以为，孩子根本听不懂我说的话。"

孩子的母亲忽然从凳子上站了起来："大夫，你能不能教教我怎么能帮到我的孩子？"

我对孩子的母亲说："你去安慰孩子啊，你可以说，宝贝，妈妈爱你。妈妈知道你打针很疼，妈妈会陪伴着你，宝宝乖，疼了就哭吧。妈妈理解你。"

孩子的妈妈走到了孩子身边，抱过了仍然在哭泣的孩子。孩子妈妈的声音没有了刚才的焦躁，一下子温柔了起来，小孩子在妈妈的安慰下，哭声越来越小，最后不再大声地哭泣，只是小声地哼唧着……

如何让孩子在幼儿园少生病

1.为孩子做好提前的心理准备。

2.上幼儿园前一定要经常教孩子说两句话：一是"老师，我要喝水"；二是"老师，我要尿尿"。

3.必需的鼓励。

4.变通。

 每到开学时，生病的孩子就特别多。在生病的孩子当中，相当一部分是头一次上幼儿园的孩子。如何让孩子在幼儿园少生病，尽快适应校园生活呢？我给大家讲讲我和我儿子的故事。

为孩子做好提前的心理准备

孩子刚上幼儿园爱生病，这非常正常。其实这是孩子不适应的一种表现。孩子进入幼儿园，类似我们成人走入社会，连大人都可能不适应，更何况孩子。由于离开了熟悉的环境和家人，在陌生的环境下，孩子必然有恐惧焦虑的心情。加上幼儿园孩子多，交叉感染的机会增多，必然会导致孩子身体的抵抗力下降，于是得病就不可避免了。

在我儿子还没有上幼儿园前，我经常给他灌输一些幼儿园的概念，时不时地告诉孩子，在幼儿园里面有许多小朋友和他一样，在里面生活、学习和玩耍。有时间，我还带他多去幼儿园里面看看。

记得我儿子上幼儿园时，每天早上做操的时候，允许家长在里面观看，我时常会看到一个老太太带着她才两岁的孙子在里面玩耍。她说她是让孩子熟悉这里，为以后上幼儿园做好准备。这位老太太做的就是提前的心理准备，非常值得大家借鉴。

当然，如果没有这种条件，可以买一些小孩子在幼儿园里玩耍或唱歌的光盘。让孩子对幼儿园有多方面的了解。这样，孩子就自然而然地有了心理准备，上幼儿园时就会大大降低恐惧的心情了。心情好了，生病的概率也相应地下降了。

让孩子学会两句话

这是我听一些带过孩子的妈妈总结出来的经验，上幼儿园前一定要经常教孩子说两句话：一是"老师，我要喝水"；二是"老师，我要尿尿"。这两句话很有道理。我们知道，幼儿园孩子很多，老师们精力有限，不可能像家长那样精心地照顾。所以，让孩子主动地告诉老师他渴了，多喝水，这是很有用的。

美国著名医学博士F·巴特曼写的《水是最好的药》就阐明了身体缺水是许多慢性疾病的根源，说的就是这个道理，所以让孩子多喝水，肯定会减少生病的概率。"老师，我要尿尿"这句话也很有用，想尿的时候勇敢地说出来，防止孩子因为胆怯而尿裤子。

必需的鼓励

　　曾经看过国外一个电影，一个孩子惧怕上幼儿园，于是孩子的爸爸陪同她一起去，先是和她坐在一起，看孩子适应了，慢慢的离她越来越远，直到孩子完全融入"孩子圈"以后，他才放心地离开，这样的情景让我羡慕得不得了。

　　然而现实中，这样的幼儿园恐怕没有，家长们不得不扮演狠心的角色，当孩子在我们身后哭天喊地的时候，我们却要狠心地离开，这种让孩子迅速"断奶"的方法很不好。怎么办？

　　我们自己首先要做乐观坚强的妈妈，看到孩子哭了，我们可不能跟着一起哭。那样，孩子会更恐惧，更不愿离开你。我们可以笑着对孩子说："宝贝，妈妈看到你哭了，我猜，你是不想离开我，妈妈也不想离开你。可是，妈妈要上班，宝贝要上课，你只是暂时地离开我，宝贝上完课后，我就来接你了。"

　　接孩子的时候，我们依旧要保持微笑，可以发自内心地说："宝贝，妈妈真羡慕你在幼儿园里可以和小朋友玩啊。宝贝，你长大了，能离开妈妈了，妈妈真为你感到骄傲。"

　　家长千万不要显露出孩子终于离开苦海了，终于不在幼儿园受罪的那种表情和口气，这样的做法会在孩子潜意识里留下幼儿园不好的印象。我曾经请教了一些妈妈，她们教了我很多"招数"，孩子刚上幼儿园时，可以满足他的一些合理要求，比如尽量跑在其他家长前面去接孩子，早接他，还要给他买礼物作为鼓励，夸奖他很勇敢，这样孩子就会非常高兴。为此，我曾经厚着脸皮在幼儿园里"狂奔"了好多天，为了实现对儿子许下的"第一个接他"的诺言。

变通

有些家长把幼儿园当做学校，好像孩子一天不去，就会给孩子造成很大的损失，我见到一些家长，明明家里有人可以帮助照顾，这些家长却把孩子过早地送到幼儿园里，甚至生病还没有完全好，就把孩子又送去了，怕孩子落课。结果，适得其反，这样的孩子生病概率大多比一般孩子要多。

我非常不赞同他们的做法，身体是本钱，生病的时候，一定该让孩子好好休息。作为家长，一定要学会变通，要根据孩子的具体情况来决定，不要总和别人比。

在这方面，我很有发言权。我的孩子，4岁多才上幼儿园，儿子曾经是个早产儿，身体瘦弱，像个豆芽菜，也爱生病。我的父母刚好退休，在家帮我看孩子，他们曾坚决反对孩子上幼儿园。后来我担心孩子被溺爱，与父母沟通了一下，最后我的儿子就只上半天，成了幼儿园里最特殊的孩子。

尽管一些家长不赞同我的做法，可我还是把他当了"试验品"。试验结果，除了儿子在性格上有些胆小以外，没有什么太大的毛病。因为只上半天，儿子在幼儿园里没有得过几次病，身体也越来越强壮，成绩也没有落下，最后合格毕业了。如今儿子是一名学习很好性格乐观的小学生。所以我想，如果自己的孩子真的特别爱生病，不如变通一下，先上半天，慢慢适应后再上全天，这也是一种减少疾病的方法。

如果上面说的办法您都使用过了，孩子还是反复生病，那就要带到医院找医生好好找原因了。

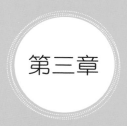

第三章

做孩子的保护神

——孩子常见疾病防治法

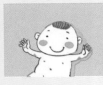

不纠正孩子
咬笔帽习惯的严重后果

你是否相信，一个很不起眼的普通笔帽值五万块？

可是，却有其事，就因为它的存在，让一个家庭为之付出了五万

块……

几个月前的一天，一个7岁的男孩子在家中写作业，他边写字边咬着手中的笔。忽然，笔帽被他咬了下来，他含在了口里，感觉很好玩，一不小心把笔帽咽下了肚子。他咳嗽了几声后，赶紧告诉了母亲。孩子的母亲带着他去了医院。在医院里，一名医生了解了孩子的病情，说道："不要紧，小小的笔帽咽下去，一定能拉出来。"于是，孩子的母亲带孩子回了家。

一周后，孩子感冒了，咳嗽、发热，输液一周，效果不佳。孩子还出现了呼吸急促、烦躁不安、胸闷、憋气等症状。当地医院检查后，做出结论：气胸，病情危重。于是，孩子转入了我们医院胸外科。急诊住院，胸腔闭式引流，孩子呼吸困难的情况渐渐好转。

但是，孩子的治疗并不顺利。医生迷惑不解："孩子气胸好转了，可是感染控制不理想，孩子精神非常差，到底是什么原

因？特殊细菌？还是有异物？"家长竟然说，孩子从来没有呛入过任何东西。

几天后，孩子病情突变，孩子再次呼吸困难、发绀、血压下降，转入了重症监护室，上了呼吸机。胸部CT结果回报："孩子左侧肺不张。"

医生更加迷惑了："气胸在右侧，左侧怎么又出现了肺不张？太奇怪了。难道有异物？可是孩子没有明确异物吸入病史啊？是感染后形成的痰栓吧？"耳鼻喉科医生来会诊，会诊意见：病情平稳后，支气管镜检查。

全麻下，耳鼻喉科室医生对孩子进行了气管镜检查，仔细探查后，竟然发现了一个透明的东西，夹了半天才夹出来，一看，那个东西竟然是一个淡黄色透明塑料笔帽。家长说："天哪，那个曾经以为吞入肚子并且推测拉出去的笔帽怎么在肺里？"大夫问："你们为什么不提供这个病史？"家属说，压根把这件事情忘记了。

多么粗心的家长，多么淘气的孩子，如果家长再仔细一点，孩子不至于耽误这么长时间。

类似的事情，在我们医院里，其实是见怪不惊了。毫不夸张地说，在我们耳鼻喉科，隔三岔五就能收到类似异物吸入的孩子。

孩子出事，谁的问题，归根结底，还是父母的问题。作为家长，养育孩子是一种责任，要细心，耐心，及早纠正孩子的一些不良嗜好，让孩子少发生意外，是家长的责任。

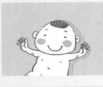

7岁以下的孩子不能
单独留在家里或在户外玩耍

对于7岁以下的孩子，孩子身边一定要有监护人，不能让孩子单独留在家里或在户外玩耍，家长时刻要为孩子竖起一道安全屏障，尽量减少意外的发生。

在重症监护室会诊的那个5岁男孩的故事，让我仿佛是看了场恐怖电影，心情不能一下子从惊悚中回过神儿来。

这一天，小表妹一家到小男孩家串门。家长们在阁楼上聊天，孩子们在楼下玩"过家家"游戏。男孩子家中有个放被子的大木箱，一米多长。孩子们玩着玩着，竟然钻到了箱子里玩。他们钻进去后，箱子盖顺势合上了，然后，箱子外面的插销也自动合上了。任凭孩子们在里面怎么哭喊也无济于事，因为家长们在楼上根本听不见。

时间不知过了多久，大人们下楼了，他们到处找孩子，最后才发现两个孩子在箱子里面窒息昏迷了。更为可怕的一幕是，小女孩窒息后神经一定发生了错乱，把小男孩脸上、身上、胳膊上到处咬得伤痕累累……

两个孩子被送到了医院，小女孩已经死亡，小男孩只剩下微弱的呼吸。经过抢救，小男孩保住了一条命，但是却一直在昏迷……

危险无处不在，看似平常的家具，竟然成了杀人的"魔鬼箱"！

类似的事件不止这一件，就我在短短几个月时间里因为会诊缘由，在外科见到各种因为意外伤害而住院的孩子。在神经外科，我见到了因坠楼发生颅骨损伤的孩子；在口腔外科，我见到了因脸部碰到茶几角发生穿通伤的孩子；在耳鼻喉科，我见到了异物呛入肺里的孩子；在急诊科，我见到了溺水的孩子……

假期是意外发生的高峰期

根据有关报道：我国每年大约有5万名15岁以下的儿童死于意外伤害！排在前五位的意外死亡原因依次为溺水、交通事故、中毒，跌落和烧烫伤。每年寒暑假都是意外伤害的高峰期。在"全球儿童安全网络"的成员国中，中国的儿童意外伤害死亡率排在第三位，年发生率是美国的2.5倍，韩国的1.5倍。

分析一下发生的这些事件，如果家长有足够的安全意识的话，孩子的意外伤害大都是可以避免的。在我们国家，目前大多数家庭只有一个孩子，一旦孩子发生什么意外，唯一的希望也随之化为泡影。所以父母们不能掉以轻心，时刻向孩子宣传一些健康保护的知识。

少给孩子吃野生菌类食物

医生当久了，好像不会哭了。尤其是搞儿科的我。

每天，病房里充满着儿童的哭声，听久了，就习惯了，似乎那是儿科里应有的声音。以至于自己有了孩子，他生病时哇哇哭，爷爷奶奶急得团团转，甚至掉眼泪，而我，好像无所谓的样子。孩子嘛，哪有不生病的？我抱着他，紧紧抓住他的小胳膊，让护士把针头扎进血管，几乎没有心疼的感觉。有时想起来，觉得自己好恐怖，我怎么有点麻木不仁了。

也许，医生当久了，面对太多次的死亡场面，经历多了，就习惯了。就像战场上的战士，杀场待久了，那隆隆的炮声反而成了他们前进的擂鼓。

然而有一次我哭了，因为一位老人和他孙子的故事，那一次，我的眼泪流了好久。

记得那一天我正值班，忽然一家人抱了一个4岁大昏迷的小男孩跑入病房，经问诊得知是吃蘑菇中毒，在当地治疗两天没效果后才匆匆转入我院。我急忙联系术前准备，因为当时洗胃用药作用已不大，主要要做血液透析。

血液透析途中，孩子还有抽风发作，我们对症处理着，血液化验结果出来了，孩子的肝、心、肾都受到了不同大小的损害，可惜来得太晚了。尽管我们尽力了，可还是看着小小的生命被天使带走了。

　　身后，我听见家属撕心裂肺的哭声，我急忙走得远远的，不让自己的眼泪流下来。1小时后家属叫车来接孩子，我看到一位老人来到了孩子旁边，他用白布把孩子包好慢慢地从我身边走过，我得知那是他的爷爷。我当时看到他老人家时，觉得他的表情很奇怪，没有多少痛苦的表情，这使我禁不住想起什么表情，可一时又形容不出来，后来听说就是他无意中害"死了"自己的孙子。

　　事情是这样的，那是一个雨后的晴天，爷爷带着心爱的孙子在院子里玩，忽然发现树上长出了白白的蘑菇，爷爷凭着经验认为那是无毒的蘑菇，就和孙子采了一些回家，不顾家人反对，他就炒着吃了，为了防止意外，爷爷以身试法，只是自己吃了，下午发现自己没事，剩下的就让孙子吃了，没想到，孩子吃完不久就呕吐腹泻，后来就昏迷了；爷爷这时也发作了，出现了同样的症状，家里人急忙将两人送到了医院抢救，爷爷好多了，孙子却越来越重，于是才考虑转院。

　　可惜，一切都太迟了……

　　几天后，孩子的一个家属来找我要死亡证明，我惊讶的得知小孩的爷爷也死了，是自杀，我看到家属难过的表情，就没敢问具体情况。不过。我忽然想起那天孩子爷爷的表情，忽然想起特别像是电影上看到的英雄就义前那种视死如归的坦然表情。我忽然明白，或许老人那天就有要和孙子一起走的决心，所以表情才那么奇怪地坦然，想到这里我的泪水再也忍不住流下来。

　　不过泪光中，我看到了天堂里的爷爷在微笑……

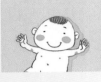

别给**孩子理光头**

曾收到一个孩子妈妈的来信，信中写道："今天上班路上遇到一件事，让我有个想法，非常想请您写写，也放到您的博客中，您的博客影响大啊。"

事情是这样的。两位老人带着个6岁左右的男孩在路边理发摊给孩子剃光头，已经被剃破了两处，孩子大哭，企图挣脱，可两位老人还不停地说马上就好。我实在看不下去了，把老人拉到一边劝阻，最后是我给了剃头匠2元，又给了老人5元，让他们把孩子带到正规理发店接着把头剃完，因为已经剃光了部分，没办法只能全剃光了。好在是男孩子，比较好办。但如果是女孩子，我也不知该怎么办了。还有天热了，很多人都认为剃光头凉快，但事实上更容易中暑。

夏日小光头真的能让孩子凉快吗？我谈谈我的看法。

夏日炎炎，爷爷奶奶为了让小孙子凉快点，带孩子去理发，多么温馨的画面。然而这个看上去无可厚非的事情却折射出部分老百姓对医学知识的匮乏。老人家犯了两个错误。一是选错了理发地方，不该在路边摊给孩子理发，太不卫生；二是对光头的理解，以为理光头，孙子就凉快了。

理光头到底好不好

头发是人体头部健康的自然屏障。既然是屏障，当然是对头皮起着保护作用。没有了头发，夏日的阳光会直接照射到孩子稚嫩的皮肤上，时间长了，反而会损伤头皮。没了头发，便给蚊虫提供了可乘之机，咬起来更方便了。没有头发的头皮，各种细菌在头皮上的感染机会反而会大大增加。每年夏天，都会有一些患儿由于患了日光性皮炎症而到医院就诊的。

理光头到底凉快不凉快

研究表明，当气温或环境温度与人体的皮肤温度相等时，人体热量的散发几乎全部靠出汗来完成。而当气温高于皮肤温度时，皮肤不能通过辐射方法来散热，反而会从外界环境中吸收热量。就是说，外界温度高于体温时，假如宝宝是光头，皮肤吸收的热量反而会增长，皮肤排出的汗水也会迅速流失掉，因而起不到通过汗液蒸发散热的作用，还有可能被紫外线照伤。

多理发，头发就会长得又黑又密吗

研究表明，宝宝头发的多少、粗细和颜色主要取决于遗传、养分和身体的健康状态等多种因素，与剃不剃胎毛和理发的频率没有任何关系。如果宝宝的头发稀黄，可以给孩子补充一些健发的食品，如核桃、黑芝麻等，孩子的头发可能会得到好的改善。

孩子该如何理发

理光头不科学，但是及时修剪头发也有必要。家长们一定要选择有经验的理发店，或者选择婴儿理发上门服务，切不可选择路边摊，那种剃头的刀子太危险而且不卫生。当然，也可以自己买个婴儿专用理发器，我儿子小的时候，我就买了儿童理发器自己给孩子理，又安全又好用。

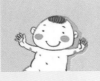

乳牙为啥要拔

我儿子不到5岁半的时候出了颗恒牙。但是眼看下面的恒牙冒出个尖尖，上面的乳牙活活落落的，可就是不掉。是不是应该拔掉上面的乳牙呢？我刚说出口，我的父母就一致反对："乳牙还用拔？你小时候哪里拔过牙，不都是自己一个个掉的？"

是呀，想起自己小时候，那些乳牙都是自己掉的。至今我还记得，每掉一颗牙，我都会按照父母的嘱咐，下面的牙扔到房顶上，而上面的牙齿扔到地下就行了。

那就再观察几天看看吧。每天晚上给孩子刷牙，我都会用牙刷动动孩子那颗活动的牙齿，我想，估计很快就掉了。一周过去了，那颗乳牙还是没有掉落，而里面的那颗恒牙又长出来了一点。哎呀，位置靠里不说，还有一点斜。还是带孩子去医院看看吧。我害怕父母反对，趁着他们中午睡觉的时间，偷偷把孩子带到了口腔医院。

大夫检查后说："要赶紧拔掉，不然里面那个牙出不来不说，即使能长出来，位置也偏斜的厉害，你来的还算早。"

我问大夫："为什么会有这种现象呢？我们小时候不都是自己掉的吗？"口腔大夫对我说："现在这种乳牙滞留的现象越来越多。每到周末，都来好多拔牙的孩子。研究表明，乳牙滞留，主要是和孩子现在的营养状况太好有关。孩子营养好，吃得太细发，缺乏适当的咀嚼。当牙齿发育过快时，孩子的下颌还很小，而恒牙相对较大，所以当它萌出时，就不能从应当萌出的地方萌出了，所以也就不能把上面的乳牙顶掉了，于是现在需要矫正牙齿的孩子也越来越多。"

原来是这样。哎呀，恐怕儿子要受罪了，儿子还没有经历过这样的事情，他一会儿要是不配合拔牙怎么办？我心理有点紧张。

此时的儿子正好奇地在诊室里跑来跑去。这时，旁边一个孩子撕心裂肺的哭声吸引了他，那也是个要拔牙的孩子，那个孩子看上去比我的孩子小，在三个大人地按压下哭喊着，儿子探着脑袋凑过去，饶有兴趣地看着。我担心儿子看见流血会害怕，赶紧把孩子拉走了。这时，轮到儿子看牙了，儿子从来没有见过那种特殊的牙椅，他好奇地在牙椅上转来转去地看。

"坐好，小朋友，我要给你看牙了。"

"妈妈，疼不疼？是不是要流血？"

"不太疼，你听话，你不要乱动，很快就好了，你看刚才那个小弟弟，他乱动，结果半天都拔不掉牙，多受罪呀。你不动，很快就给你拔掉了，知道了没有？"

"知道了。"

没有想到，儿子出奇地听话，他张着嘴，很顺从地听着大夫的指挥。

这时，大夫拿出一个针管，对我说："要打点麻药，这样孩子就不疼了。"我害怕打针的时候，儿子哭闹，紧紧抓住孩子的手。还好，儿子依旧

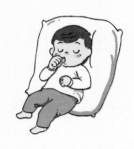
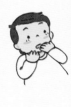

没有乱动。这时大夫拿出一把尖嘴钳，夹住孩子的小牙，猛一拔，小乳牙被拔了出来。里面冒出了一点血，大夫用镊子夹了一个棉球，让孩子使劲咬住，儿子咬好了棉球，竟然还能说话。他站在我的面前，龇着牙含糊地问了一句："妈妈，是不是有好多血。"

我赶紧蹲下来，在儿子脸上亲了好多下，"你真勇敢，真是好儿子，只有一点点血，不要紧。"

"你儿子真乖呀，真没有想到。"口腔大夫也在旁边夸奖着孩子。

儿子听见夸奖声，咧着嘴呵呵地笑着，很自豪的模样。

我深深地舒了一口气，真是没有想到，儿子这样乖。儿子真是长大了，有苗不愁长呀。

这时孩子的爷爷打来电话，听说孩子被拔了牙齿，心疼的不得了，他让我和孩子在医院等着，他要亲自接孩子回家。过了一会儿，孩子的爷爷奶奶都来了，他们把孩子抱在怀里亲了又亲。

这时，孩子拿出他的那颗牙齿对爷爷说："爷爷，你个子高，一会儿一定要帮我把牙齿撂到房顶上，好不好？"

听见孩子这样说，全家人哈哈笑了起来……

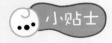 小贴士

临床上，在孩子开始换牙时，恒牙已萌出，乳牙未按时脱落，或恒牙未萌出，保留在恒牙列中的乳牙，均称为乳牙滞留。为什么会出现乳牙滞留呢？常见的原因有：

1.恒牙萌出方向异常，使乳牙的牙根吸收不完全或恒牙萌出无力，乳牙根不被吸收。

2.孩子饮食被做得太细太软，缺乏适当的咀嚼。

3.改善孩子饮食，锻炼孩子咀嚼功能。

4.发现乳牙滞留，抓紧去儿童口腔科就诊。

"小调皮" 受了小外伤怎么办

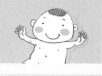

炎热夏天，调皮的小宝在户外玩耍，一不小心磕破了膝盖，妈妈急忙用碘酒给孩子消毒，孩子疼得直掉眼泪，给孩子消完毒，妈妈又给孩子包上了厚厚的纱布。一天后，孩子疼痛加剧，伤口不但没有长好，还化了脓，这是怎么回事？妈妈的处理错在了哪里？

炎热夏季，生性好动的"小调皮"们由于穿衣少，裸露在外的皮肤很容易发生各种创伤，比如摔跤后的皮肤损伤、被锋利的工具扎伤等。当孩子出现外伤情况，家长们不要惊慌失措，应该学会一些最基本的处理方法，如自己没有把握或病情较重，初步处理后应尽快去医院，切勿私自处理，下面给出一些建议，供家长们参考。

家中准备一些常用物品

比如：药棉，医用纱布，碘伏，绷带，创可贴，百多邦软膏，扶他林（或红花油），镊子，冷开水，生理盐水等。

根据不同的情况，选择不同的处理方法

1.轻微擦伤，涂抹抗生素药膏（ 如百多邦软膏）

对于孩子跌倒后关节处皮肤发生的擦伤，家长应该立刻用抗生素药膏涂抹在患处。注意选择外用消炎软膏时，只需要在创口处涂抹薄薄的一层即可，不需要用创可贴或绷带固定。可使用碘伏涂抹伤口，不需用纱布覆盖。

2.划伤，纱布止血，贴上创可贴

对于孩子头部以外皮肤的划伤，如果伤口不严重，父母基本上可以在家自行处理。用纱布包几块冰，压在伤口处冷敷，以达到止血、镇痛的效果。如果可能的话，也可使用深色的干净毛巾，这样可以减少鲜红的血色给父母和孩子带来的紧张感。止血后，用冷开水或生理盐水将伤口清洗干净。切勿用热水，因为热水会加速血液流动，刺激出血。不要使用外用酒精或碘酒刺激伤口，这些消毒剂会杀死伤口愈合所必要的新细胞。另外，不要使用抗生素药膏，这类药物会影响伤口愈合速度。你所需要做的就是：在洗净后的伤口上贴上创可贴，以减少伤口与细菌和脏东西的接触。

如果孩子是头部划伤，一定要去医院。因为血和头发往往粘连在一起，伤口的清洁和处理比较复杂，所以最好让医生来进行专业处理。父母可以用干净的纱布或纸巾，用力压住伤口，减少新的出血，同时尽快将孩子送到医院，等待医生对伤口进行处理。

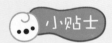
小贴士

不要反复拿开毛巾查看伤口的情况。当处理伤口的出血时，冷毛巾必须稳固而轻柔地压在伤口上至少5分钟，切勿经常将毛巾拿开查看伤口。5分钟后，如果伤口仍有出血，可以将按压时间延长5分钟。95%的情况下，用这种方法都可以止血。若用以上方法10分钟后仍流血不止，就意味着伤口可能伤及动脉血管，应该立刻将孩子送至医院由医生处理。

3.扎伤，拔除异物，冲洗伤口

扎伤由于创口很小，非常容易被家长忽视，其实扎伤后局部皮肤最容易受感染，因为尖物刺入身体的时候会带入细菌和污垢，然后这些小东西就会潜伏在体内伺机作乱。为避免感染，拔除异物后，应尽快用流动水清洗伤口。注意不要使用已经开封的瓶装水，因为水中含有大量细菌。比如孩子手部被木刺扎了，首先用镊子将扎在皮肉上的刺清除干净，确定没有残留物了，在局部涂些碘伏，不要包扎，随时观察局部情况。处理扎伤，不需要绷带或者抗菌素药膏，由于伤口面积小而且深入肌肤，这两种东西都不管用。受伤后头一两天，应每天早、晚检查伤口变化，观察有无感染。

4.局部有淤血肿胀时，先冷敷后热敷

当孩子摔伤或轻微扭伤导致局部有肿胀而没有溃烂出血时，应立即限制他受伤的关节，早期处理一定要用冷水湿敷，待48小时以后再用热敷。一般在2天后可在患处涂些红花油或扶他林，促使血液循环加速，肿胀消退。如疼痛难忍、肿胀加重，患侧肢体不能动弹时应去医院及时诊治。

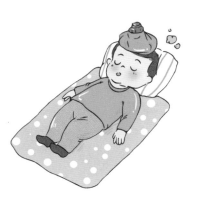

三个小常识：

1.如何消毒

日常生活中，许多人喜欢在家里储备一些红药水、紫药水、碘酒之类的消毒制剂。其实，用于皮肤或黏膜消毒，最好选择碘伏，因为它的刺激性很小。以前我们常使用碘酒消毒，但碘酒涂抹于破溃的伤口，会让人感觉到一种难以忍受的烧灼感。而碘伏一般不会让人产生刺激性，也不会发生过敏反应。传统的皮肤消毒方法是用碘酒涂抹需要消毒的皮肤，然后用酒精涂抹脱碘2次。碘伏则无须脱碘，操作简便。而且，碘伏是广谱生物杀菌剂，它能杀死细菌、真菌、病毒、原虫等。

2.何时打破伤风抗毒素（TAT）

TAT用于预防和治疗破伤风。当孩子遭遇开放性外伤（特别是创口深、污染严重者）有感染破伤风的危险时，应及时进行预防。TAT虽然有预防破伤风发生的作用，但它是一种异种蛋白的抗毒素血清，一定要脱敏注射，对于有过敏史的孩子（如严重湿疹或哮喘等），不到万不得已不要注射。有专家建议，只要注射过白喉、百日咳、破伤风（俗称"百白破"）三联疫苗的6岁以下儿童，基本上体内已有足够抵抗破伤风毒素的抗体存在，外伤后不需再注射TAT。因而，当您的孩子发生外伤后，去医院看病时，应带上孩子的预防接种卡，以供医生参考。

3.何时打狂犬疫苗

无论是什么动物牙齿咬伤（包括小朋友的咬伤），只要局部皮肤有出血的，就建议打狂犬疫苗。

孩子**不爱吃饭**，妈妈最头疼

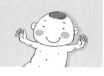

在医院门诊，经常听见一些家长向我们咨询孩子不好好吃饭或挑食的问题。他们总试图让我们开一些好的消化药，希望在药物的作用下，孩子能多吃点饭。

说起来惭愧，我的孩子曾经很瘦，经常有人和我开玩笑："你还是儿科大夫呢？孩子怎么那么瘦。"想想我孩子的瘦，除了有遗传的因素在里面以外，还有个重要的原因是，4岁前，我的孩子没有上幼儿园，完全是由我的父母照顾。

老人带孩子，的确很精心，可是娇惯的厉害，孩子很少自己吃饭，每次都是大人喂，孩子姥姥总怕孩子饿着，无论孩子是否有饥饿感，她估摸着孩子饿了，就边哄他玩，边喂他吃饭，即使孩子表示饱了，她还要追着哄着喂几口。久而久之，孩子养成了个毛病，每次都是看着电视才吃饭，而且每次吃得也不多，更糟糕的是，孩子很少吃菜，我母亲根本喂不进去。

有一段时间，孩子感冒的次数很多，这才引起我的高度重视。孩子这样下去可不行。在孩子打吊针的时候，我和父母好好谈了谈我的想法，父母同意了我的建议，决定饿饿他，自己不说饿，坚决不给他吃，父亲主动担当起了监督员。

第一天试行我的计划，那天是个下午，儿子还像往常那样悠然自得地在屋里玩耍，问他吃不吃饭，他摇摇头。于是我们就不给他喂。到了晚上6点，我的母亲忍不住了，想给孩子喂，我和父亲都一致反对，母亲急得有点团团转，嘴里嘟囔着，她担心饿着孩子。后来看我和父亲拦着，她只好作罢。到了晚上7点，孩子忽然对我说："妈妈，我饿了。"我赶紧端出早已给他做好的饭，孩子看来真是饿了，他拿过我递给他的勺子，自己大口大口地吃起来，也不让人喂了。我赶紧叫出了我的父母，他们脸上露出了少有的惊喜，终于明白孩子并不是胃口不好，而是不饿。

后来在全家的共同努力配合下，孩子开始好好吃饭了，看见孩子大口吃饭，全家人的脸上都有了笑容。其实我们的做法很简单，那就是：不说饿不喂，不追着喂，孩子饱了马上停止喂。还有就是要给孩子营造吃饭的氛围，现在都是一个孩子，没人和他抢着吃，但是要让孩子和大人一起坐在餐桌旁吃饭。尤其是孩子上了幼儿园以后，和小朋友坐在一起吃饭，他更是大口大口地吃菜，记得第一次在窗外看见他大口吃菜的时候，我激动得泪水都快要流下来了。

"要想小儿安，三分饥和寒。"道理都懂，可是家长心疼孩子，根本不忍心让孩子有一点饿的感觉。在医院门诊，面对家属向我们咨询孩子不好好吃饭或挑食的问题。经过一些检查，排除消化系统以后，我总会耐心地把我的经验告诉他们。

可是，真正能按照我说的去做的家长很少。他们总是担心饿坏了孩子。这种情况，我能理解，像我们这个年代的人，多多少少小时候都挨过饿，也很少吃过零食。如今我们生活改善了，总不愿意让自己的孩子饿着。

孩子不吃饭，我建议家长，先别急着去看病，先要饿饿他试试，确实不吃饭了，您再带孩子去医院看病吧！

适当的感冒不是坏事

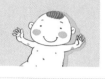

在医学上，有人把6岁以前的小孩子称为"生理性免疫功能低下状态"，所以小孩子相对成人来说更容易感冒。

在门诊大厅，我碰见了正在挂号的老李。一看到我，老李连忙叫住了我："刘大夫，正要找你呢！快给我姑娘看看。"

"姑娘怎么了？"我问。

老李说："普通病，就是感冒了。刚听她妈说，孩子发热了，我就先跑来挂号了。"我心里偷乐，都知道是感冒，还要到医院瞎折腾，不能在家先观察一下啊。

不一会儿，孩子的妈妈带着孩子来了，后面还跟着孩子的爷爷奶奶。

孩子妈一来就说："孩子发热了，越来越高，都38.8℃了，我不敢再等了，上次就是在家里等了两天，结果孩子发展成气管炎了，这次，我们就是冲着打针来的！"

我看了看孩子，精神很好，嗓子不红，也不咳嗽，肺部正常，只是流着鼻涕，我说，孩子就是感冒了，应该问题不大，吃点药，观察一天吧。

孩子妈嗓门很高："我们是要求来打针的！"孩子的奶奶也在旁边补充："主要是发热了，要是不热，也就不来了。开三天针吧。"

我忍不住笑了起来："你们一家都是急性子，恢复得有个过程，不能急。你们这样的要求，就是用大炮轰蚊子！要是真喜欢给我们医院送钱，那我就开液体了啊。"

老李一家听了我的话，都笑了起来。他们紧张的情绪缓和了很多，不过还是一副欲走还留的架势。

我想了想，对他们说："这样吧，带孩子去查个血常规，问题不大，就吃药观察，要是真的合并严重的感染，我就给孩子开液体。"

我初步判断，孩子的血象没有多大问题，其实不查也可以。但是不查，孩子的家长肯定不放心。后来，他们带孩子去查血去了。和我料想的一样，孩子血象基本正常，于是他们一家听了我的建议，开了点常用口服药物，领着孩子回去了。后来听说吃了三天药就好，没有加重。

说起孩子的感冒，家长们都不陌生。感冒可以说是所有孩子从小到大最常得的一种疾病。可是面对孩子感冒发热，95%的家长有焦虑甚至恐慌的感觉。其实，主要是对人体生病的机理不了解引起，担心感冒给孩子带来伤害。其实，感冒可以看作是身体与病毒细菌"打仗"。

大家知道，孩子的免疫系统是人体的健康卫士，每天都要打击入侵的"敌人"。但是，免疫系统不是天生完善的，就如不可能天生会打仗一样。免疫系统也是渐渐完善起来的。在医学上，有人把6岁以前的小孩子称为"生理性免疫功能低下状态"，所以小孩子相对成人来说更容易感冒。

当病毒或细菌侵入人体，人体的免疫功能调动了起来并且把入侵者信息储存在"文件"中，以防止下一次的感染，同时，自身免疫功能开始重新整合起来。所以，可以这样推断，没有患感染性疾病或很少患病的婴幼儿所拥有的外来免疫系统，比起经历过多次感染从而增加了抗感染能力的成年人的免疫系统要薄弱得多。所以说，适当的感冒不是坏事而是好事。

感冒恢复有个过程，通常一周就好了。一旦孩子被医生诊断为感冒。作为家长首先不能急躁，可以在家观察几日。如果病情变化，及时到医院复诊。很多时候，孩子感冒，只要家长做对了，完全可以让孩子免受"皮肉"之苦，家长免受奔波之劳。

刚感冒，不要急着给孩子输液

对待感冒发热，很多家长认为输液是退热的良方，认为是输入的药物起了作用。其实，根本不是这回事。输液时，孩子体内液体增加了，通过皮肤散热的水分自然增加了；同时，葡萄糖有利尿作用，孩子尿了尿，把热量也带走了很多。所以，很多时候，不必输液，给孩子多喝温开水或葡萄糖水，退热效果和输液是一样的。

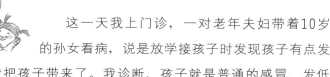

这一天我上门诊，一对老年夫妇带着10岁的孙女看病，说是放学接孩子时发现孩子有点发热，就把孩子带来了。我诊断，孩子就是普通的感冒，发低热，不严重。就对孩子奶奶说："吃点药吧，观察一下。"孩子奶奶说："不行啊！我们每次来都要输液的，输液能让孩子感冒好得快点，也不会发热了。不然，耽误了学习，那可不好。"

我对孩子奶奶说："你的想法是错误的。输液不能缩短感冒发热的时间。孩子目前就是一般的感冒，根本没有必要输液。就是输液，还可能发热。感冒恢复有个过程。你硬要我开输液，就成了过度治疗了。乱用药物，对孩子不好。"

旁边的几个家长也劝着老太太："先吃吃药吧，不要老给孩子输液。"

老人犹豫了一下，带孩子走出了诊室，刚走出去，孩子爷爷皱着眉头，拨开人群挤了进来："大夫，你还是给孩子开吊针吧。我们每次来都输液的，原来老用克林霉素的。"

我说："这对孩子很不好。没有输液指征，我是不会给你开的。"

孩子爷爷走了出去。我听见孩子爷爷奶奶在外面争吵起来。后来，有个患者家长对我说，她听见孩子爷爷奶奶商量着带孩子去社区打针去了。

临床上，类似的事情很多。很多家长一来就强烈要求给孩子输液，劝都劝不住，也根本不认为你是为了他孩子好。你不给孩子输液，万一孩子发热更高了，家长会跑到医院来骂你。再说，你不给他开，家长也总能找到给孩子开液体的地方。

对待感冒发热，很多家长认为输液是退热的良方，认为是输入的药物起了作用。其实，根本不是这回事。输液时，孩子体内液体增加了，通过皮肤散热的水分自然增加了；同时，葡萄糖有利尿作用，孩子尿了尿，把热量也带走了很多。所以，很多时候，不必输液，给孩子多喝温开水或葡萄糖水，退热效果和输液是一样的。

给孩子输液尽量不要离开医院

静脉输液是不得已而为之的办法。它不是最安全的，可以从显微镜下看到有异物进入静脉血管，所以，有时候输液反应就发生了。输液的目的是补充丢失的体内液体，代替经口液体的摄入，弥补经口液体摄入的不足。所以说，如果孩子喝不进去药物的时候，真的需要再输液也不迟，万不可主动要求医生输液。

小黄的孩子生病了，医生给孩子开了静脉输液。第一天，孩子在医院门诊输液顺利。第二天，小黄为了方便，把液体带回了家，让邻居一个护士到家里给孩子输液。输液中途，孩子忽然浑身发抖，体温升高，感觉很难受。小黄觉得不对头，去找邻居护士，不巧的是邻居出门了。小黄慌了手脚，连忙给我打来电话求助，我听她叙述了孩子的情况，对她说可能是输液反应，让她迅速把针拔掉，送孩子来医院。

孩子到来后，我发现孩子高热，精神很差，心率很快。连忙让小黄给孩子办理了住院手续。我对小黄说，不应该把液体带回家，幸好液体及时拔除，也幸好输液反应不太重，否则后果不堪设想。小黄擦擦脸上的汗说，以后再不这样做了。

离开医院输液的情况非常常见，病人和家属就是为了图个方便，其实这样做很危险。不少人以为，第一天输液没问题，就放心地把药拿回去打。可是，输液反应还真不能预测，说不定什么时候就发生了。

液体中的致热源、药物、杂质、药液温度过低、药液浓度过高及输液速度过快等因素都可以引起输液反应。此外，静脉输液时，还可能发生过敏反应。输入药物尤其是抗生素时，即便皮试阴性，也会发生过敏反应。

105

人体的血管就像一道天然屏障，能将有害物质阻挡在外，静脉注射给药却直接突破了这道屏障。当药物通过输液管直接进入血管时，属于异物进入人体，而且异物越进越多。有时候抗原抗体反应会慢慢形成，就发生了迟发性过敏反应。就是说，无论是过敏反应还是输液反应的发生率，都会随输液次数增多而增多。

还有不少中药针剂，由于提纯不好，也容易发生过敏反应。几年前，报纸上披露了"鱼腥草针剂"导致多例患者发生过敏性休克和死亡事件后，该中药已经停用。我的一个同学的父亲也是输这种药物死亡的，让人扼腕痛惜。

给家长的七点建议

1	普通疾病，能吃药不打针
2	液体带回家，一定要在社区医院输液，不能在没有医护人员监护下让病人在家输液
3	不用中药针剂
4	针剂要在正规医院买
5	带孩子在门诊输液时，药液都是靠重力流入体内，所以点滴一般都是高高挂在点滴架上。若高度无法维持时，常常会有"回血"现象，血液倒流至输液管内，会引起患者的恐慌。所以，在整个输液过程中，都要注意输液瓶的高度，即便是需要走动、上厕所，也一定要保证瓶子处于心脏以上的高度
6	孩子打针时，家长一定要看护好打针部位，尽量不要出现触碰针头、拉扯输液管等情况，否则很容易导致针头移位、刺破血管，导致局部皮下出血或水肿
7	输液后，一定要用棉签按压针眼足够的时间，一般人需要3～5分钟，老年人由于凝血功能差，需要6～10分钟。对于有些药物，比如抗生素和降压药，输完后最好留院观察半小时，不要马上离开

如何减轻**父母的"恐热症"**

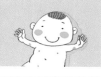

工作十四年，每天我都会遇见各式各样患有"恐热症"的家长。他们谈"热"色变。看到孩子发热，要么着急上火，要么乱用退热药，更有甚者，还会指责辱骂医生无能。他们错误地认为发热是个非常严重的疾病，热不退，就会对孩子身体造成很大的危害，甚至会把孩子脑子烧坏等。

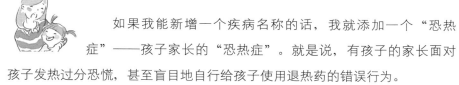

如果我能新增一个疾病名称的话，我就添加一个"恐热症"——孩子家长的"恐热症"。就是说，有孩子的家长面对孩子发热过分恐慌，甚至盲目地自行给孩子使用退热药的错误行为。

我这个儿科医生也患过"恐热症"。

记得我儿子5个月的时候，一天夜里，他忽然发高热，一测体温，竟然39.7℃了。看着他哭闹的样子，我也着急地哭了起来，大脑一片空白，所有给孩子看病的知识全都忘光了。我急忙给我们科的主任打电话，焦急的询问她怎么办。我们科室的黄主任非常理解我的心情，丝毫没有不耐烦，她耐心的指导我："海燕，别慌，给孩子吃点退热药，然后把孩子前后心护好，把胳膊腿露出来，温水擦浴……"

天刚一亮，我们一家五口打了个"的"奔向我们科。科室的一个同事看见我一副慌张样，笑着对我说："哈哈，你这叫'医不自治'。"同事的话让我面红耳赤。是呀，平时给别人小孩看病，我说得头头是道，丝毫没有紧张的感觉，到自己的孩子了，就不知所措了。

随着孩子的长大，我也渐渐成熟起来，孩子得病了，我不再焦虑害怕了，已经完全可以自己处理了。有儿方知父母心，有了孩子，我才越来越理解孩子生病时家长的心情。有了孩子，我才知道了自己存在的意义；有了孩子，我学会了换位思考……

工作十四年，每天我都会遇见各式各样患有"恐热症"的家长。他们谈"热"色变。看到孩子发热，要么着急上火，要么乱用退热药，更有甚者，还会指责辱骂医生无能。他们错误地认为发热是个非常严重的疾病，热不退，就会对孩子身体造成很大的危害，甚至会把孩子脑子烧坏等。面对孩子发热，即使孩子是低热，很多家长的做法就是给孩子盲目地甚至反复地吃退热药，他们以为，只要"逼退"了发热，孩子的病就好了。

面对家长的"恐热症"，其实我们不应该批评他们，他们的行为是可以理解的。因为老百姓毕竟不是医生。孩子发热虽然不是病，但是这个症状不消失，说明疾病还没有完全恢复，家长的担心是可以理解的。

面对感冒发热时，作为孩子的家长，我们该做些什么呢？

请家长们参看我写的《孩子发热，教你几招》这篇文章，里面有详细介绍。

总之，家长们需要知道的是，疾病恢复得有个过程，面对发热，家长首先不能急躁，发热只是各种疾病的一种表现，无热不一定无病，热退也不等于疾病已经痊愈。仔细观察病情和认真护理。及时向身边医生沟通，明确诊断，治疗原发病是恢复健康的关键。

警惕孩子被滥用激素

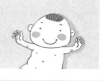

儿科大夫使用激素药，绝对不是为了退热。无良医生为了炫耀自己医术神奇退热快，就用激素给孩子降温，这是非常不道德的。所以，当医生给你孩子用该药物时，家长完全可以提出质疑，询问医生的用药原因，这一点，或许是避免孩子被滥用激素的一个方法。

叔叔打来电话，说他的孙子又发热了。叔叔说，他打听到了一个小诊所有个老中医，专门看小孩子发热，他亲自考察过了，小孩子不用打针，只给耳朵上贴个中药，效果特好。他要带宝贝孙子去试验一下。

放下叔叔的电话，我感觉脸有点发热，侄子反复发热，我这个身边的西医大夫却始终不能根治，连家人都不相信我了，这医生当得够悲哀的了。

其实，侄子爱发热的原因我知道，每次发热都和饮食不当有关。毫不夸张地说，侄子是个"肉食动物"，最爱吃肯德基，睡觉前还要吃个火腿肠才能入睡。小家伙非常挑食，几乎不吃青菜，看着长得挺胖，可是总爱发热生病。我劝过堂弟两口子无数次，一定要改掉孩子挑食和睡前吃肉的坏习惯，他们总是苦笑着说，平时忙，根本没有时间管孩子，都是老人一手带大的，老人只会惯孩子，说多了，老人们还不高兴。

几天后，叔叔打来电话，说治疗效果很好，孩子耳朵上贴了药，第二天烧就退了。叔叔说，那里的病人络绎不绝，生意好得不得了。他建议我去看看，偷偷学学手艺。

"耳穴贴药"真的有这么神奇的效果？

我对"耳穴贴药"没有好印象。想当年，我因为近视眼不愿意戴眼镜，父亲带我去针灸，贴耳穴，受了不少苦，结果依旧没有阻止我变成了"四眼"。还因为没有及时配眼镜，我的视力迅速下降，成绩也受到了影响。

侄子耳穴贴药治好了发热，这不得不让我对中医又升起了点信心。我国的传统医学的确有许多独特的地方，西医有许多缺陷，有时候，不服中医不行。带孩子去看看中医，的确没有坏处。

第二天，叔叔说要带孙子去复查，问我愿不愿意去偷学技术。我刚好下夜班，欣然同意。我先走进叔叔家，我看到侄子的耳垂上贴着药，那位置，和我当年治疗近视的位置一样。我摸了摸，耳垂部位硬硬的，我打开一看，里面有颗小米粒。

我问叔叔，除了贴药，孩子还有没有吃药？叔叔说，大夫给开了几粒药，说是消炎药，一次吃两粒，一天两次，不知道具体是什么。我让叔叔拿来了药，打开一看，是白色的西药药片，药片上印着"DM"字样。

"叔叔，你上当了。怪不得孩子很快退热了，你知道这是什么药吗？"

"什么药？"叔叔瞪大了眼睛。

"DM就是地塞米松，这是激素啊！他给孩子用这药退热，当然退得快！我不用到他那里偷学什么技艺了，这只不过是骗术。"

"原来是这样，我就说嘛，孩子平时生病胃口不好，这次生病，小家伙胃口出奇好，比平时都吃得多，我还认为是医生治得好呢，原来受骗了，我找他去……"

无良医生用激素骗人，这样的事情，如今在很多地方仍然发生着。

说起激素类药物，很多家长会有恐惧感，因为这个药物有很多副作用，使用时间越长，副作用越明显。所以，使用激素，要掌握适应证，不能滥用。地塞米松是激素的一种，激素类药物具有抗炎、抗内毒素、抑制免疫、抗休克及增强应激反应等作用，在我们儿科，当孩子出现严重的感染、喘息、过敏、惊厥、肾病等，才要使用激素类药物。激素药也能起到退热作用，但是儿科大夫使用激素药，绝对不是为了退热。无良医生为了炫耀自己医术神奇退热快，就用激素给孩子降温，这是非常不道德的。所以，当医生给你孩子用该药物时，家长完全可以提出质疑，询问医生的用药原因，这一点，或许是避免孩子被滥用激素的一个方法。

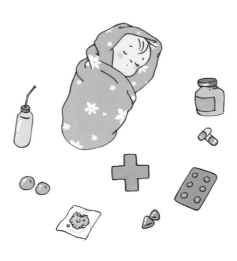

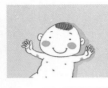

不要忽视了幼儿急疹

幼儿急疹这个病虽然是常见的儿童疾病，但是早期和其他病毒引起的上呼吸道感染一模一样。我们常常认不出来，我们常常充当了事后诸葛亮的角色。

"大夫，你快看看我孩子是不是药物过敏了啊？孩子高热了三天，在社区诊所打了三天吊针了，今天倒是退了，可是全身出了很多皮疹，这是怎么回事啊？"

一天，我在门诊见到一个妈妈抱着一个1岁左右的孩子前来就诊。孩子精神还好就是浑身有红色的皮疹。我仔细了解了孩子的病史，同时给孩子查了体，然后给孩子做了一些化验，最后我对孩子的母亲说："你孩子得的是典型的幼儿急疹。皮疹的出现不代表疾病的加重，反而预示着疾病在恢复中。"看到孩子家长一脸的迷惑，我对她讲解了该病以及护理孩子的一些方法。下面给大家统一介绍一下，希望能给家长们一些帮助。

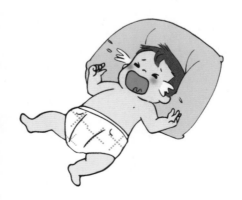

什么是幼儿急疹

幼儿急疹也叫婴儿玫瑰疹，是由人疱疹病毒引起的一种小儿常见急性呼吸道疾病。大多数儿童在2岁前都得过此病，本病特点是突发高热，一般持续4天左右，大多孩子除了食欲差点，精神很好。随后体温突然下降至正常，然后全身出现玫瑰色的斑丘疹，最先集中在头、颈和躯干，然后波及四肢和全身皮肤，无痒感。疹子出现两天后开始慢慢消退，再过2～3天消退完毕，不会在皮肤上留任何痕迹。我们常用八个字总结该病："突起发热，热退出疹。"幼儿急疹为一自限性疾病，无特殊治疗方法，但是有一定的传染性。面对该病，家长们主要是加强护理及对症治疗。

护理方法

让孩子在家多休息，注意和其他孩子隔离，避免感染他人。尽量让孩子多饮水（但不要强迫孩子喝），给予易消化食物（忌油腻食物）。同时适当补充复合维生素B（10毫克/片），一天两次；维生素C（100毫克/片），一天三次。口服一周，利于疾病恢复。

对症处理

面对发热

高热时我们应该首选物理降温，当孩子体温超过38.5℃时，观察精神和脸色，发热时，精神很好，能吃能玩，如果孩子没有寒战怕冷的表现，只是温度很高那么就护好前后心，把四肢裸露出来，用低于体温的温水，擦拭头颈和四肢。不要选择酒精和冰块（对孩子刺激大，会有不适感觉）。如果物理降温效果不好，再适当使用含有"布洛芬"或"对乙酰氨基酚"成分的婴幼儿退热药口服。

面对大便秘结

准备开塞露一只，如果孩子发热当天或几天没有大便，即使近几天吃得不好，也要用一次，排除体内积存的食物残渣，利于退热。

面对食欲缺乏

对于平素身体好的孩子，家长们完全没有必要介意孩子在短期内饭量的减少。俗话说，"孩子是饿不着的。"孩子不想吃饭不要强迫。如果孩子偏瘦，体质不好，担心孩子生病期间消耗太大，在孩子生病期间，可以给孩子口服10%浓度的葡萄糖水，少量频服（总量可按50毫升/千克给孩子口服，如10千克体重的孩子约喝500毫升左右就可以了，但不要强迫孩子喝。）左右，补充能量的缺失，这个方法也有退热的作用，因为葡萄糖有利尿的作用。

面对皮疹

很多疾病都会有皮疹的出现，幼儿急疹出现时，通常不会有痒感，皮疹上也不可能出现水泡，该病是玫瑰色的斑丘疹。如果皮疹发生了变化，那么疾病诊断可能有误，需要及时带孩子去复诊。

面对热惊

少部分孩子高热后可能出现惊厥发作（常有家族史），此时，家长不要慌忙把孩子抱起来，应将患儿迅速摆成侧卧位，这样做可避免患儿呕吐时发生窒息的危险。迅速将孩子衣服解开，以便孩子呼吸顺畅和散热。不要口服喂退热药，可在患儿肛门内放入退热栓。当孩子惊厥停止后，立即送孩子去医院，如果抽风超过3分钟还未停止，不要等待，迅速就近住院。

面对其他症状

孩子生病时，可能会同时出现其他一些伴随症状如恶心、消化不良、咳嗽、腹泻等，此时，如果症状不重，都可以暂时观察，无须逐个对症用药。

孩子长期发热
有可能是药物热

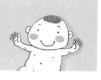

无论孩子以往得过什么病，家长千万不要向主管大夫隐瞒。医生也要注意沟通的技巧和方式，可把家属叫到一边，不要当着患儿和外人的面询问不便回答的问题。

医生办公室里坐满了人。这一天，我们要一起讨论一个"发热待查"的6岁男孩，在我们科已经住了快两周了，可是发热的原因一直没有找到。

前一天，黄主任对我们说，这个病例有研究价值，希望大家好好看看，讨论的时候，每个人都要发言。平时的讨论，主任很少事先交代什么，这一次这样说，莫非她已经有了答案了？

这天下午，我们这些大夫纷纷去看那个病人，问病史，查体。家属知道要对他孩子进行大讨论了，很配合，没有表现出厌烦。

病历讨论开始了，主管大夫详细地汇报着病例。孩子每天都发热，中午多见，最高不超过38.5℃，发热时精神很好。孩子的检查做得很全面，该做的检查都做了。大家初步排除了结核感染，结缔组织病，血液系统病，内分泌疾病等可能的疾病，但不能理出头绪，进一步检查的方向是什么呢？

一个多小时过去了，大家面面相觑，都不知道该说什么了，大家不由自主地向主任看去，这时候主任微微一笑，说道："我提醒一句，这个孩子是药物热。"

115

"不会吧？"一个大夫疑惑地说道："我们也考虑过药物热，并且把所有的药物都停了，观察三天了，孩子还是发热呀。"

黄主任说："有件事情，你们一定都没有问出来。不过不能怨你们，因为家属有意隐瞒了病史。半年前，这个孩子诊断出了癫痫病，一直在吃妥泰（托吡酯）。孩子吃抗癫痫药控制得很好，没有再发作过。他们担心孩子有心理负担，不想让孩子知道自己有这个病，加上他们自以为孩子发热与吃这种药无关，所以就对大家隐瞒了这件事，我昨天也是反复问家长有没有吃其他什么药，家长才背着孩子偷偷告诉了我这个情况，还说尽量不让我告诉大家他孩子有这病。"

"啊！原来是这样！明白了。"

"怎么回事？吃妥泰怎么能发热呢？"

"家属也真是，怎么能不告诉医生呢？"

"多耽误事呀。"

办公室里像炸开了的锅一下子沸腾起来。

最后主任做了总结，原来抗癫痫药妥泰有个副作用，就是治疗中会出现泌汗障碍，但因人而异，泌汗障碍的平均发生率为15.1%左右，12岁以下年龄组发生率会升高到23%左右。泌汗障碍表现为少汗、皮肤干燥、运动不能耐受等，所以这种情况会导致患者发热；发热在夏季更容易出现；发热多在药物加量后期出现，一般不会超过38.5℃，症状较轻，多为暂时性，一般无须停药，改善周围环境温度比如要待在空调温度低的房子里，避免剧烈运动等，就可以使发热的体温下降至正常。解热药无助于发汗，停用妥泰后泌汗障碍症状可消失。这种发热一般对孩子没有很大的影响，如果家长太在意，就只能换其他的药了。

无论孩子以往得过什么病，家长千万不要向主管大夫隐瞒。医生也要注意沟通的技巧和方式，可把家属叫到一边，不要当着患儿和外人的面询问不便回答的问题。

孩子发热怎么"扛"过来

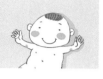

中国的孩子看上去是幸福的，想打针就打针，想吃药就吃药，想化验就化验，想让医生积极处理就积极处理。可是，多少孩子被过度治疗了，多少孩子又被过度使用了抗生素。

　　如果不是朋友亲口告诉我，我绝对不敢相信美国医生是这样看病的。

　　小锦的孩子3岁，在美国生了病，高热39℃，伴有腹痛，间断呕吐。家庭医生检查后只给孩子开了退热药口服，然后让孩子在家观察，多喝水。医生不用抗生素，不输液，不查血常规。

　　孩子在家"扛"了三天，仍然发热，间断呕吐，精神不好。其间，小锦找过家庭医生好几次，医生还是同样一句话，发热时吃药，多喝水。朋友急了，给我打来了越洋电话，说孩子快四天了，一吃就吐，高热，光想睡觉，间歇性肚子疼。我听了朋友的叙述，建议她迅速带孩子去查血常规，必要的时候做个腹部B超。朋友再次给她的家庭医生联系，医生说，没有超过40.3℃，没有必要做血常规，肚子是软的，没有必要做腹部B超。

小锦急了，又给我打电话寻求帮助，我问她能否带孩子看急诊。朋友说，在美国，不能随便看急诊，除非温度高于40.3℃，病情非常重，才能看急诊。小锦抱怨说，真后悔带孩子去美国，没有想到，在美国，给孩子看病这么困难，美国的医生太教条了。听见小锦在电话那头哭泣，我只好给她出了个馊主意，我建议她撒个谎，说孩子温度超过了40.3℃，要求看急诊，查血常规，这样，起码能初步判断孩子到底有没有严重的细菌感染，心里好有个数。

小锦终于带着孩子去看急诊了，孩子被做了血常规和腹部B超。医生说，问题不大，又让孩子回家吃药观察。

又过了一天，小锦再次给我打来了越洋电话。她在电话那头哈哈笑着说："没有想到，我孩子没打针，没有吃抗生素，就这样扛过来了。真不敢相信啊。看来，过去太低估孩子自己的康复能力了。孩子在美国生病，和国内情况完全不一样，不能随时就医，不给随便化验和处理，更不能随便打针，这个过程对中国家长来说真是一种折磨和痛苦啊，但是孩子没有被过度治疗，我觉得值了。"

小锦的故事让我这个中国医生感慨良多。

相比之下，我们中国的孩子看上去是幸福的，想打针就打针，想吃药就吃药，想化验就化验，想让医生积极处理就积极处理。可是，在家长的过度紧张甚至夸大病情的情况下，不少孩子被过度治疗了，不少孩子被过度使用了抗生素。

小锦的孩子是幸运的，因为他的确扛过来了，可是万一没有扛过来呢？我的文章可能就要变成外国医生的昏庸和教条了。

在中国当医生是无奈的，因为，我们不能保证百分之百的孩子能扛过去，扛过去了，家长感谢你；扛不过去，家长就告你了。我们只有一个孩子，我们不敢拿这一个孩子冒险。万一孩子重了，家长会说，你为什么不积极处理。你懂医，我不懂。你要为孩子负责。积极处理了，孩子康复了，可能还要背负过度用药和开药赚黑心钱的骂名。在未知面前，医生常常选择积极治疗甚至过度治疗。

和美国的医疗制度相比，我们的确还有差距。不过，我们相信，这样的差距会越来越小了。

最后提醒家长的是，小锦孩子的"扛"，您可别盲目地学，他能扛过来，一方面的确不重，可能家长放大了病情；另一方面，孩子有社区医生的每日随访。在没有医生的指导下，您可千万别私自让孩子在家扛病。

小贴士

宝宝因患某种疾病而发热，很多情况是由于受到病毒性、细菌性等病原体的感染而导致的。一旦感染病毒性、细菌性等病原体，体内就会产生免疫物质，血液内也会产生引起发热的物质。

因此，宝宝如果有发热现象，不要过分紧张。同时，发热也成为衡量疾病发展状态的一个指征。医生应根据对宝宝发热过程的检查来判断疾病发展及确认治疗效果。

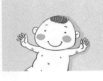

孩子高热惊厥怎么办

爷爷奶奶带着孙子在公园玩耍，孙子突然发起了高热，紧接着孩子双眼上翻、意识丧失、牙关紧咬、四肢抽搐起来。爷爷呆若木鸡，奶奶惊慌之下，使劲掐着孩子的人中，孩子的皮肤渗出了血。旁边的好心人看到这个情况，连忙打电话叫了救护车，把孩子送到我们医院。

孩子住在了我主管的病床上，经检查，确诊为"高热惊厥"。我们科时常会收一些突然"抽风"的孩子，家长面对孩子发热后出现的"抽风"，往往会吓得不知所措。作为家长，如果遇见这样的情况，应该怎样处理呢? 孩子奶奶的做法正确吗?

我们先来了解一下故事里的这个疾病。高热惊厥是儿科常见的一种急症，据统计3%～4%的儿童至少发生过一次高热惊厥。小儿高热后的"抽风"主要是由于大脑发育不完善，高热刺激后，孩子大脑运动神经元异常放电，从而引起了短暂的"抽风"。高热惊厥本身不会对孩子造成生命影响，也不会对智力产生影响，大多6岁后就停止了。但是，"抽风"后，如果不会护理，孩子反而会受到意外伤害。孩子"抽风"后，家长可以参考下面的介绍初步处理一下。

孩子惊厥的处理方法

1	"热惊"的孩子常在39℃以上发生，持续时间比较短，大多一两分钟就过去了，惊厥发生时，不要慌忙把孩子抱起来，应将患儿迅速摆成侧卧位，这样做可避免患儿呕吐时发生窒息的危险
2	迅速将孩子衣服解开，利于散热

3	不要喂退热药，可在患儿肛门内放入退热栓，同时用温毛巾擦拭孩子头颈部和四肢（不擦前后心）协助降温
4	孩子"抽风"停止后，立即送孩子去医院，如果"抽风"超过3分钟还未停止，不要等待，立即送孩子就近入院
5	不推荐掐"人中"这个方法，因为常常没有效果，而且还会把孩子幼嫩的皮肤掐破
6	孩子惊厥后，尤其是第一次惊厥的孩子，一定要详细检查，包括头颅CT，脑电图，血常规，生化全套等，不能心疼孩子，拒绝检查
7	高热惊厥的孩子容易在每次感冒后发生，所以重在预防，一旦确诊，要在医生的指导下预防用药，一是及早使用退热药（38℃就口服退热药）；二是使用镇静药物

目前，国内短程安定具体用法基本达到了共识：用法是直肠给药，剂量每次0.5毫克/千克体重，在首次使用8小时后再重复使用第二次，就可收到较为满意的疗效。若24小时后患儿仍有发热（>38℃），可以第三次给药。尼氏儿科学介绍也可以用安定片剂口服，剂量每次0.3毫克/千克，每隔开8小时用一次，一般随热程可以用2～3天。

对于高热惊厥的孩子，有两点需要提醒一下家长，该病有很明显的遗传倾向，孩子近亲中约40%～60%有高热惊厥或癫痫病史。但是出于对该病的误区，很多人在婚前隐瞒了自己的病史。所以，夫妻双方任何人小时候有这个病，不要隐瞒对方，更不能向医生隐瞒病史，一定要学习"热惊"发生后的处理方法，这样生了孩子后，万一遇见孩子出现"抽风"也不会惊慌失措。

还有一点，在临床中，我观察到，不少高热惊厥的孩子同时是过敏体质，有过敏性鼻炎、荨麻疹、哮喘等疾病，所以，这样的孩子，要注意同时治疗过敏性疾病，而不能只注意抗感染治疗。过敏纠正了，孩子"反复感冒"的情况才能减少，"热惊"也就减少了。对于高热惊厥的孩子，除了找神经科大夫就诊以外，建议在呼吸科过敏专业大夫处再就诊一下，协助纠正过敏体质。

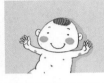

孩子咳嗽怎么办

许多人都把咳嗽当做一种疾病来看待，不管症状轻重，都希望医生能尽快地用药物来压住咳嗽，这是非常错误的。

适当地咳嗽对人体是有益的，一天不超过10次的干咳，可以不用处理。

这一天，我们呼吸组收了一个长期咳嗽的孩子，当我询问孩子咳嗽后都吃什么药的时候，家长打开了她的包，把里面的药物一股脑地倒了出来，看到里面五花八门的止咳药时，我忍不住哈哈笑了起来。我询问家长，这些药物有什么不同的时候，家长挠挠头，不好意思地跟着我一起乐了起来。她说：孩子咳嗽了一个月，她去药店买了很多止咳药，挨个试验，结果吃啥都不顶用，最后还把孩子的胃吃伤了。近一个月，孩子吃饭很少，瘦了很多。

孩子咳嗽一个月，家长没有给孩子正规检查。近四天，孩子出现了发热，同时咳嗽严重了，这才拍了胸片，发现胸片有问题，考虑节段性肺炎，这才住了院。

我们按照肺炎给孩子抗感染治疗一周，复查胸片竟然无明显效果，做了CT三维重建，提示异物可能。孩子很快转到耳鼻喉科做了手术，手术中取出来的竟然是半个葵花籽皮。这个病例，让我感慨良多。

人体有很多神奇的反射功能，当机体受到某种侵害时，人体会通过这些反射来排除不适的刺激，比如咳嗽、发热、呕吐等。这些都不是疾病，而是一种身体的反射，医学把他们称为症状。

然而许多人不知道这个原理，把咳嗽当做一种疾病来看待，不管症状轻重，都希望医生能尽快地用药物来压住咳嗽，这是非常错误的。广告也给我们许多误导。比如我们经常可以看见这样的镜头：某咳嗽药，孩子一吃，咳嗽停止了，似乎这样疾病也就好了，其实这是一种误导。

研究表明，适当的咳嗽对人体是有益的，一天不超过10次的干咳，可以不用处理。它可以帮助我们的呼吸道排出不利的分泌物或异物，也就是说咳嗽是人体的一种防御性的生理反射。上面提到的故事更证实了这一点，治病要治本，找不见咳嗽的根本原因，即便是应用了很好的抗生素也是无用的。

在临床中，我很少给咳嗽的孩子开止咳药，只是针对引起咳嗽的原发病用药，病因祛除了，咳嗽自然而然地就好了。除非孩子咳嗽严重到影响睡眠或吃饭，不利于疾病恢复的时候，我才根据具体的情况选药。

咳嗽药物的种类很多，如果要用，买哪个好呢？下面介绍一下比较常用的"咳嗽药"的种类，家长们了解一下。下面介绍的药物都是通用名（不是商品名），家长买药的时候，好好看看咳嗽药的成分，你一定可以找到下面药物的成分。

含有祛痰药的"咳嗽药"，按作用不同分三种：

恶心性祛痰药和刺激性祛痰药

代表药：氯化铵，愈创木酚甘油醚等含有这类药的咳嗽药，能刺激胃黏膜引起轻微的恶心，反射性的促进呼吸道分泌增加，降低痰的黏滞度，使痰易于咳出。

这类药适合急性呼吸道炎症初期痰少而黏滞，不易咳出的患者。这类药剂量不能过大，否则可以导致孩子出现恶心，呕吐甚至胃痛。

黏液溶解剂

代表药：乙酰半胱氨酸，羧甲司坦含有这类药的咳嗽药，可分解痰液的黏性成分，使痰液化解，黏滞性降低易于咳出。

这类药用于手术后咳痰困难及肺并发症的防治，也用于支气管肺炎等引起的痰液黏稠，咳痰困难的患儿。但要注意，该类药物，尤其是乙酰半胱氨酸，会引起个别的孩子出现呛咳或支气管痉挛，所以有支气管哮喘的孩子，不主张用这种药。

黏液调节剂

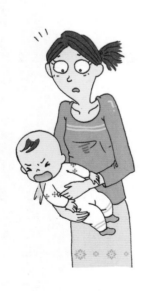

代表药溴己新，盐酸氨溴索这类药，主要作用于气管和支气管黏液分泌细胞，促其分泌黏滞性低的分泌物。使痰液由黏变稀。

含有止咳药的"咳嗽药"

这是一类真正意义上的制止咳嗽的药物，由于通过神经系统，所以婴幼儿一般不主张用，对少数剧烈咳嗽或伴有胸痛和高张性气胸的咳嗽患儿可用这类药，分两种：

中枢性镇咳药

代表药：磷酸可待因，右美沙芬，福尔可定等

这类药物，能直接抑制延脑的咳嗽中枢，止咳作用迅速而强，还有镇痛作用。这种药可用于各种原因引起的剧烈咳、干咳和刺激性咳嗽，尤其适合伴有胸痛的剧烈干咳。不适合痰多的患者。尤其是不能用于支气管哮喘的孩子，因为这类药对支气管有收缩作用，同时一次口服不能过大，否则会出现兴奋和烦躁不安，甚至发生惊厥。长期服用还会上瘾。

末梢性镇咳药

代表药：甘草流浸膏

这是能降低咳嗽反射弧中感受器，效应器敏感性而止咳的药物。连续服用较大剂量时，可出现水肿、高血压等症状，儿童很少用。

含有平喘药的咳嗽药

代表药：麻黄碱

许多孩子咳嗽的同时还有气喘，所以，一些咳嗽药里加了麻黄碱。

麻黄碱能松弛支气管平滑肌，使支气管血管收缩，减轻充血水肿，改善小气道阻塞，所以咳嗽伴有轻度气喘的孩子，吃这类药可以减轻咳嗽和气喘，但要注意，这类药不能长期吃，否则容易引起心悸头痛甚至高血压和眩晕。注意：如果确诊为哮喘的孩子，吃这个药物没有用，要靠吸入皮质激素等正规治疗。

含有抗过敏的咳嗽药

代表药：马来酸溴苯那敏（扑尔敏）

如今，由于过敏的因素引起的咳嗽越来越多见。所以，一些咳嗽药物里面加了一定含量的抗过敏药物，如扑尔敏。针对过敏，临床上目前多用氯雷他定等，比传统的扑尔敏作用强而副作用轻微。

含有中药成分的咳嗽药

代表药：川贝，桔梗，干草，鲜竹沥等

许多咳嗽药物含有中药成分，中药虽然相对安全温和，但大多对慢性轻微的咳嗽有一定效果，对急性和严重的咳嗽效果不明显。另外一些中药比如干草，其里面的一些成分类似西药的作用，长期大量服用也有一定的副作用。

上面介绍了很多咳嗽药，非专业人员，还真不好选择。但是，有个小窍门，家长们在选择药物时，要注意一个少而精的原则，所有的咳嗽药物，只是一种辅助药，上面介绍的，其实结合孩子的具体情况，只用排除孩子的禁忌证，选一种就可以了，不要给孩子重复用药，不要希望在短期内把咳嗽止住。买药之前，可以咨询一下了解你孩子病情的医生，根据孩子的具体情况选择药物。治疗咳嗽，最重要的是查找咳嗽的原因和治疗原发病。

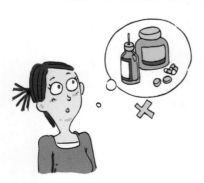

扁桃体老化脓，需要割掉吗

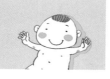

人体的任何一个器官都不是多余的，但是任何情况都不是绝对的，看待疾病需要辩证地思考。如果当某个部位反复生病（如扁桃体反复化脓）或急性病（如急性阑尾炎），某个部位就成了感染灶，会产生一系列的危害。这个时候，弊大于利，切除它反而比保留它更为重要。

不久前，我收到一封家长的来信："刘大夫，您还记得您曾经收治了一名一年12次扁桃体化脓的2岁4个月的小女孩吗？2009年4月孩子因为扁桃体化脓住在二附院儿科，您就是我们的主治大夫。很清晰记得您给我说：'这次出院如果扁桃体再化脓，就考虑割掉吧。我小时候扁桃体老化脓，医生建议摘除，可是一直犹豫着，后来得了心肌炎，这才决定摘了扁桃体，真后悔摘得晚了。'听了您的话，我终于下了决心。5月底孩子又犯病了，我义无反顾地去找了耳鼻喉大夫。6月4日进行手术，手术很成功。孩子术后到现在一直很好，再生病就是一些头痛脑热的小毛病，不用每个月挂十天吊瓶了。"

看见家长给我的这封来信，我非常高兴，觉得是一封非常有意义的来信。因为在临床中，经常碰见一些和这封信中的孩子类似的病例，几乎所有的家长都有过类似的考虑：孩子扁桃体反复化脓，听外科大夫讲，最好割掉。可是又有内科大夫说了，尽量保守吧，扁桃体有一定的防御功能。割了会不会导致免疫功能低下？反而加重了病情？外科手术还有手术风险，需要麻醉，这个手术值不值得动呢？

看了孩子家长的来信，我想结合我的个人经历和一些临床经验，谈谈我对扁桃体摘除术的一些了解。人体的任何一个器官都不是多余的，但是任何情况都不是绝对的，看待疾病需要辩证地去思考。如果当某个部位反复生病（如扁桃体反复化脓）或急性病（如急性阑尾炎），某个部位就成了感染灶，会产生一系列的危害。这个时候，弊大于利，切除它反而比保留它更为重要。

建议和经验

1	扁桃体反复化脓的孩子，首先应该查找原因，看看孩子有没有慢性鼻炎？有无睡前喝奶的习惯、有没有贫血、营养不良或免疫功能缺陷等因素，需要到医院找内科大夫看一下。去除了诱因，自然免除了手术这个程序
2	家长应该了解扁桃体发育的特点。儿童扁桃体自出生后10个月开始发育，4～8岁是发育的高峰期。这个年龄段扁桃体稍大，也最容易感冒；12岁左右停止发育。所以，让孩子养成饭后漱口、睡前刷牙的习惯
3	扁桃体肿大的孩子当中，有相当一部分孩子属于过敏体质，比如爱出湿疹和荨麻疹，有过敏性鼻炎，常便秘等。此外，还可能同时患有腺样体肥大致使张口呼吸和睡眠打鼾、哮喘等。所以，孩子反复生病，除了和扁桃体感染有关以外，还和慢性鼻炎、过敏体质有关。就是说，扁桃体反复感染时，还要同时查有无别的病，不能只是打针消炎
4	扁桃体化脓有可能并发心肌炎、肾炎等。所以，孩子生病的时候，不要只查血常规，必要的时候，需要查尿常规、心肌酶等
5	扁桃体化脓合并高热不退，要注意排除是否合并病毒感染。例如EB病毒感染后会患传染性单核细胞增多症或者川崎病。这类病也表现为孩子的扁桃体化脓

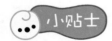

扁桃体摘除后，会不会对人体免疫功能造成影响呢？一方面，有循证医学资料表明，摘除扁桃腺的孩子未见影响免疫功能的报道。；另一方面，不摘除比摘除更糟糕的话，就要摘除了。当然，具体情况具体对待，究竟摘不摘，需要带孩子去医院分别让内科大夫和外科大夫看一下，听听他们的综合意见，为自己的孩子制订一个最合适的方案。

孩子喉炎为啥老犯

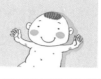

家长们要注意，网络上的资料，仅仅供参考，个例不能代表常例或通用，所以家长们在搜索医学知识的时候，不能照本宣科。

"大夫，你说我孩子的喉炎怎么老复发呢？我今天慕名前来找您给孩子看看。"孩子的妈妈皱着眉头望着侯教授。

"你孩子得了几次喉炎了？"教授问。

"8次了！"

"那99%是误诊！"

"误诊？不可能啊，我孩子每次都是那种犬吠样咳嗽，和我在网上查的资料描述一模一样啊。我们在社区，大夫每次都按照喉炎治疗，效果很好。可就是老复发，去不了根。"

侯教授无奈地摇摇头："如果上网能确诊出疾病，你也不会来找我了。我问你，你孩子几岁了？"

"快7岁了。"

"既然你在网上学习了，你说说，喉炎是多大孩子爱得的？得了后容易复发吗？"

"网上说3岁以下的孩子容易得，好像也不容易复发，所以我一直很疑惑我孩子为什么老得？"孩子的母亲认真地回答着。

"你孩子喘息过吗？出过湿疹或荨麻疹吗？"

"好像有一次，但我孩子每次主要是咳嗽的比较厉害，那种空空的声音。"

教授又问了一些问题，然后给孩子查了体，接着又看了看家属给孩子做过的很多检查，最后让孩子去做了肺功能，结果回报：小气道功能中度损害。

看到教授在门诊病历上写出"支气管哮喘"几个字的时候，孩子的母亲惊呆了，她一点也想不通这是怎么回事。教授很耐心地给她解释了病因。孩子妈妈终于明白了，那就是，孩子被误诊很长时间了。

说起儿童哮喘，见过该病的家长知道这个病的典型特点是孩子干咳的同时从喉咙里传出高调的"咝咝"的喘鸣声，不用听诊器或相隔一定距离即可听到。严重的病例会出现张口呼吸、鼻翼扇动甚至呼吸困难。而这个孩子只是咳嗽，怎么成了哮喘了呢?

这个病例告诉家长，非医务人员给孩子看病时，千万不能照本宣科，生搬硬套。如今网络开放，许多家长喜欢网上查资料，但网络和书本上的内容，通常介绍的很简单，只是介绍一种疾病常见的症状。其实，每种疾病都是千变万化的，太复杂了，疾病的发展大都不按照书本上写的那样发展，其描写只是写了一些共性而已，所以家长们在搜索医学知识的时候，通常是不可能做出正确的诊断的。否则，人人都可以当医生了。

故事中的妈妈，来我们医院前，一直带孩子在社区诊所打针，从来没有带孩子去大医院正规检查过，尤其是看了网上关于喉炎的介绍，自以为孩子诊断得很正确，恰好喉炎一直用激素治疗，治疗哮喘是有效的。所以，很长时间，她都没有怀疑过医生给她孩子的诊断。

孩子的哮喘为啥控制不好

儿童哮喘，如今诊断已经不是难事，一旦诊断出来，治疗方案在全国都是统一的。可是，吸药的细节必须明确告诉患者。吸药方法错误，哮喘治疗等于零。儿科医护人员，一定要自己先学会如何吸入哮喘药物，然后才能帮到患者。如今，很多非呼吸专业的医护人员非常忽视这个环节，只开药，不教方法，甚至教错方法。

如果不是亲眼所见，我绝对不会相信在一家著名的儿童哮喘专科门诊，也会犯如此"低级"的错误。

那一年我在外地进修，跟随一名哮喘专家上门诊。一个家长领着10岁的孩子走进诊室。孩子家长说，孩子吸入药物已经一个月了，可是哮喘控制得不好，吸药期间，哮喘仍有发作。教授听了家长的话，给孩子做了肺功能检查。肺功能检查结果与上次相比，几乎没有差别。

教授问了一下病史，然后问了一句："你会吸药吗？"

小男孩说："我会的。"

我忽然有种预感，忍不住插了一句："你怎么吸的？"

"就是吸十下啊！"小男孩天真地看着我。

正确的吸药方法应该是深吸一口气，然后憋气10秒钟。这孩子的回答一听就错了。我忍不住摇了摇头，不好再说什么。教授惊讶地瞪大了眼睛，问道："怎么叫吸十下？你拿出药物吸一下让我看。"

孩子拿出了药物，连着吸了十小口。

"谁教你的方法？"教授问了一句。

"上次在这里看病，有个护士教给我孩子的。"孩子家长在旁边回答道。

131

"孩子吸入的方法不正确，所以治疗效果不好。这一次，我亲自给孩子示范。"教授说。

这件事，在我身边也遇见过几次。

儿童哮喘，如今诊断已经不是难事，一旦诊断出来，治疗方案在全国都是统一的。可是，吸药的细节必须明确告诉患者。吸药方法错误，哮喘治疗等于零。儿科医护人员，一定要自己先学会如何吸入哮喘药物，然后才能帮到患者。如今，很多非呼吸专业的医护人员非常忽视这个环节，只开药，不教方法，甚至教错方法。

医学界有关人员就"影响哮喘患儿吸入治疗的原因"做过详细调查，指出："哮喘患儿的吸入治疗是一个比较复杂的治疗方法，如医护人员没有接受过正规的培训而不能正确使用气雾剂，也会导致患儿所接受的吸入治疗是一种错误的治疗方法。医护人员对吸入技术掌握程度直接影响患儿及家长能否正确掌握吸入技术。"

除此之外，如今很多患儿父母的工作压力大，时间紧迫，对孩子疏于管理，忽略定期就诊，加上小孩有时不配合，间断或中止用药，致使治疗效果不理想。

如今，医学界关于哮喘的治疗是遵循《全球哮喘防治创议》（GINA），GINA是规范哮喘治疗的指南性文件。指南中指出：哮喘最有效的治疗药物是吸入性皮质激素（ICS）。平均治疗时间为2年左右。吸入性皮质激素不同于口服皮质激素，副作用非常小，不会对孩子身高生长发育造成影响。

现介绍两种常用哮喘吸入药物的使用方法，当然，这些仍然是文字，希望哮喘孩子的家长一定要亲自请教身边的医生。家长也可以到我网页里查找哮喘药物的吸入方法视频。

辅舒酮

又叫丙酸氟替卡松吸入气雾剂。吸入该气雾剂只能经口腔吸入，而且要求吸气和吸药同步进行。但是很多孩子，尤其是5岁以下的孩子，不能掌握这个同步的技巧。所以，他们需要借助储物罐吸药。具体方法如下：吸药前打开辅舒酮药物的盖子，摇晃药罐数次，在喷口上装上储物罐，口鼻罩罩住患儿口鼻，用拇指压入气雾剂，使喷出的药物储存于罐内，让孩子自然呼吸，约30秒钟，取开储物罐就可以了。取开后，要立即让孩子漱口，擦脸，去除残余在皮肤表面的药物。

舒利迭

通用名叫沙美特罗替卡松粉吸入剂。本品为白色的微粉，密封在铝箔条内。该铝箔条缠绕在一模制的塑料装置中，这种给药装置称为准纳器。患者通过准纳器吸嘴吸入药物。我们在临床上应用时，看到6岁以下的孩子通常不容易掌握吸药方法。所以，每次给孩子吸药前，我们要借助模拟器反复教孩子掌握吸药方法，如果真的能掌握，我们才能给孩子开这个药物。使用方法遵循"关闭—打开—推开—吸入—关闭"这几个过程。简单地说，就是一口气吸入，憋住气，约10秒钟。吸完药物后要漱口。

133

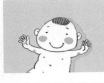

孩子的呼噜是怎样治好的

每个孩子都需要个性化治疗，每种疾病治疗不像大家想的那样简单。正如每一片树叶，虽然都是树叶，可是却长得都不一样。

阳阳和蛋蛋是两个爱打呼噜的小男孩，一个8岁，一个6岁。阳阳是我同学的孩子，蛋蛋是我外甥。他们得了一样的病，"腺样体肥大"。如今，他俩的病都好了。腺样体肥大这个病在孩子中很常见，得了这个病，应该怎样治疗呢？来看看这两个孩子的故事吧。

阳阳的故事

一天，阳阳的妈妈给我打电话，话还没说完，就泣不成声了。

原来，阳阳最近打呼噜很严重，严重到需要张口呼吸。阳阳妈妈把孩子带到了附近一家医院的耳鼻喉科，被医生告知"腺样体肥大"，要立即手术。医生说得很严重，说必须立即住院手术，需要全麻。阳阳妈妈听了医生的话，吓得腿都软了，急忙给我打电话寻求帮助。

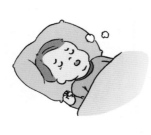

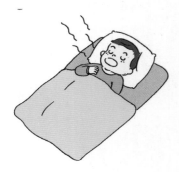

经过我的了解，阳阳平时身体很好，很少感冒，打呼噜不太严重，偶尔睡觉姿势不合适了，会出现呼噜声。这次呼噜声出现在孩子感冒后，孩子发热三天，口服药物效果不佳，呼噜声忽然大了起来，张口呼吸，夜间睡眠质量很差。我判断，孩子腺样体肥大与急性感染有关，可以先保守治疗观察一下，实在不行再手术也来得及。

阳阳妈妈听从了我的建议，给孩子输液5天，同时我开了一些口服药物和鼻喷药物治疗。不到一周，孩子的呼噜声明显减轻，两周后，孩子能闭口呼吸了。接着，孩子继续口服药物和配合鼻喷药物，一个月的时间，孩子复查鼻咽侧位X片，腺样体明显缩小了。我把阳阳带到我们医院耳鼻喉科，找了个教授再帮着看了看，教授说，孩子保守治疗有效，目前不需要手术治疗了。

蛋蛋的故事

蛋蛋是我外甥，因为家在商洛，离我比较远，所以很少和我联系。有一天，孩子爸爸给我打电话，说孩子在当地医院诊断腺样体肥大，需要手术，希望能来我们医院做手术。孩子被带到我们医院后，经检查，孩子是典型的过敏体质，经常出荨麻疹和湿疹，不但腺样体肥大，而且扁桃体也肥大。

原来，孩子小时候非常爱感冒，动不动嗓子就出问题了，在商洛的时候，经常打吊针。结合孩子的情况，很明显，孩子的腺样体和扁桃体肥大与长期反复感冒导致的慢性感染有关。考虑孩子没有正规治疗过，我建议给孩子先保守治疗一段时间，如果效果不佳，再手术也不迟。

经过一个月的治疗,孩子恢复得非常好,感冒少了,呼噜减轻了。遗憾的是,一个月后,孩子的家长不能坚持用药,停药后,孩子又开始扁桃腺发炎,呼噜声增大,最终,孩子做了手术。手术后,孩子有一段时间,很少感冒,恢复得很好。可是半年后,孩子出现了喘息,孩子爸爸非常疑惑,手术做了,疾病应该挖了根,可是孩子的疾病为何会不断重复呢?孩子最终诊断为哮喘,目前在我的治疗下,恢复得非常好。

儿童腺样体肥大是耳鼻咽喉科的常见病,3~13岁发病率最高。由于儿童鼻咽腔较狭窄,肥大的腺样体可以阻塞鼻后孔及咽鼓管咽口,引起耳鼻咽喉、面部等一系列疾病,如非化脓性中耳炎、鼾症、鼻窦炎、气管炎、面部骨骼发育畸形等,其中阻塞性睡眠呼吸暂停综合征极其严重和危险,甚至危及生命。

但是,儿童腺样体也是重要的免疫器官,具有体液和细胞双重免疫功能,也有不少儿内科医生主张等其自然萎缩而无须手术。是否肥大的腺样体都需要手术呢?答案是否定的。腺样体手术适应证的选择非常重要!可以说正常5岁左右儿童的腺样体一般是大的,随着年龄的增长,大约在10~12岁左右萎缩。

两个孩子,一种疾病,为什么治疗方法和效果不一样呢?

其实,这就是我向家长朋友们反复强调的知识点,每个孩子都需要个性化治疗,每种疾病治疗不像大家想的那样简单。正如每一片树叶,虽然都是树叶,可是却长得都不一样。腺样体肥大是否需要手术是有手术指征的,如今,是网络时代,很多家长都通过网络获取很多疾病治疗的方法。很多家长错误地以为,某个孩子用一种方法治疗好了某种疾病,这个方法对他的孩子也适用。其实,事实并非如此。阳阳和蛋蛋的故事就是这个道理。所以,看病一定要到医院找专科医生看。

什么样的情况下腺样体必须手术呢？

儿童腺样体肥大如果引起并发症，比如分泌性中耳炎、慢性鼻窦炎、慢性扁桃体炎或者合并过敏性鼻炎等可以考虑手术切除。目前，我国每年有数百万儿童接受腺样体肥大刮除术。但一直以来，对儿童腺样体肥大的检测临床上长期应用传统的鼻咽部X射线侧位平片进行测量，但此法不够精确。

据报道，武汉市儿童医院的一项研究为以上问题找到了答案。此项研究对200位腺样体正常和异常的1～13岁儿童进行对照观察。通过术前磁共振扫描仪测量腺样体最大厚度与鼻咽腔宽径之比（A/N比率）及后气道间隙（PASI）的宽度，发现3岁以上儿童当A/N≥0.70，PASI宽度≤4mm时；3岁以下婴幼儿其A/N≥0.61，PASI宽度≤2mm者，结合临床表现，应视为病理性肥大和手术指征。

摘除腺体要视病情而定

研究发现腺样体肥大的孩子更易患鼻窦炎、分泌性中耳炎；腺样体在儿童3～6岁时作为局部免疫组织，对呼吸道免疫应答和保护呼吸道的作用最活跃，因而主张如果无明确的手术指征在儿童生长发育期内即6岁前最好不要轻易摘除，这样会削弱鼻咽部的局部免疫功能。如果孩子腺样体已呈病理性改变，并发多种疾病时，还是应及时手术刮除。

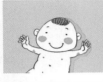

孩子的"喘息"怎么治

如果孩子反复出现喘息，不要过分紧张，如果身边有哮喘专业的医生，不必要急于舍近求远，一定要在身边医生的指导下定期随访和治疗，这样才能得到正规的治疗。

几天前，我上门诊，一对夫妇抱来一个不到8个月的小孩子来看病，他们对我说，孩子因为"喘息性支气管肺炎"已经间断输液2个月了，当地医生说，不敢再打针了，赶紧到大医院排除一下异物的可能。于是他们来到我们医院耳鼻喉科，做了胸部CT三维重建，并没有发现异物，于是他们把孩子抱到了儿科来看病。

我仔细查看了孩子，孩子精神很好，逗之发笑。双肺呼吸音除了可以听见少许喘鸣以外，没有湿性罗音（排除了喘息性支气管炎），血常规也是正常的。孩子妈妈对我说，孩子连续打了2个月的抗生素针，胃口非常不好，2个月没有长体重，而且虚弱的都坐不住。看到这样小的孩子竟然被打了2个月的针，我的心都在痛。

这个孩子的喘息为什么治疗不好呢？为什么会被过度治疗呢？

这要从喘息讲起。曾经有句话叫"大夫不治喘，治喘必丢脸"。关于喘息，一直是研究的热点，其病因复杂，治疗方案目前尚未得到统一，关于喘息，目前认为有三种类型：

第一章
家长怎么想
孩子生了病，

第二章
的智慧
让孩子少生病

第三章
——
孩子常见疾病防治法
做孩子的保护神

第四章
效果才好
孩子怎样吃药

第五章
的心里话
儿科医生给家长

1.早期一过性喘息：多见于早产和父母吸烟者，喘息主要是由于肺的发育延迟所致，随着肺的发育逐渐成熟，大多数患儿在出生后3岁之内喘息逐渐消失。

2.早期起病的持续性喘息（指3岁前起病）：与急性呼吸道病毒感染有关，孩子不是过敏体质，喘息症状一般持续至学龄期。

3.迟发性喘息：这些儿童过敏，伴有湿疹，哮喘症状常迁延持续至成人期，气道有典型的哮喘病理特征。

由于婴幼儿的气道结构和功能还没有发育成熟，如喉、支气管管腔狭小，喉、气管、支气管的软骨和肌肉柔弱，一旦受到周围组织压迫，管腔就发生狭窄，加之气管黏膜血管较丰富，容易发生炎症肿胀和黏液分泌增加，加重狭窄程度，因此，婴幼儿发生喘息的机会较多。孩子一旦喘息，不宜短期内好转。

喘息只是一种症状，在婴儿常见疾病中，除了喘息性支气管炎比较多见以外，毛细支气管炎、婴幼儿哮喘、先天性肺发育不全、支气管异物、先天性喉喘鸣等都会出现喘息。这些病当中，最难鉴别的是"喘息性气管炎"和"婴幼儿哮喘"。

关于孩子的喘息，我们三甲医院到底怎么治？说说我的一点经验。

在临床中，5岁以下出现喘息的儿童，我们不轻易诊断哮喘，可是，当孩子有很明显的过敏表现：如湿疹、过敏性鼻炎、过敏性结膜炎、食物过敏等，血中嗜酸性粒细胞增高和（或）总IgE增高。或家族中（尤其是父母）有哮喘病史，应高度考虑哮喘的可能，这样的孩子应该按照哮喘治疗，定期随访。如果孩子没有过敏的证据，可是喘息反复好不了，排除异物等一些少见病，我们也可以试验性治疗，如果按照哮喘给予治疗后有效果，说明治疗正确。这样就可以避免孩子过度使用抗生素了。如果孩子出现以下临床症状时要高度警惕，一定要找哮喘专业的医生就诊。

	建议和经验
1	多于每月1次的发作性喘息，活动诱发的咳嗽或喘息，非病毒感染导致的间歇性夜间咳嗽，无季节变化的喘息以及症状持续至3岁以后
2	对于3岁前发生喘息患儿，如有1个主要危险因素（父母有哮喘或者本人有湿疹），或有2个次要危险因素（嗜酸粒细胞血症、非感冒引起的喘息和过敏性鼻炎）
3	如果喘息经过速效支气管舒张剂和吸入糖皮质激素试验性治疗后，临床症状显著改善，而停药后症状加重，则考虑哮喘诊断
4	螨虫，食物过敏，冷空气等诱发反复喘息在小婴儿中是不容忽视的原因之一。如果发现孩子牛奶过敏或不耐受，需要更换奶粉，这一点非常重要，结合患儿的具体情况，可以建议患儿更换无敏奶粉或深度水解奶粉等，这是预防和治疗孩子哮喘非常关键可是又容易被忽略的问题

　　如今，无论是喘息还是哮喘治疗越来越规范，国际哮喘组织有关治疗指南不断地得到更新。哮喘专业的医生越来越多。孩子的气道可塑性强，只要正规治疗，大部分孩子能够得到治愈。所以，如果孩子反复出现喘息，不要过分紧张，如果身边有哮喘专业的医生，不必急于舍近求远，一定要在身边医生的指导下定期随访和治疗，这样才能得到正规的治疗。

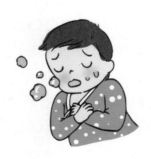

孩子得了肺炎需要频繁换抗生素吗

在我主管的肺炎患儿当中，印象最深的就是那个因为肺炎辗转了三家同等级别的大医院，五天用了三种抗生素的孩子。

孩子的父亲对我说，之所以频繁换医院，原因很简单，就是感觉治疗效果不好，所以想换个医院看看。

家长焦急的心情可以理解，可是他却不知道，在短短五天时间里，孩子的肺炎不可能被完全治疗好，而且频繁更换抗生素更是孩子肺炎得不到很好控制的原因之一。缺乏最基本的医学常识加上不良的就医心里，导致的结果就是孩子受害。

我听一个在日本学习的同学介绍，日本的妈妈有了孩子以后，会到专门的育儿学校专修《儿科学》。在我们这里，没有这样的条件。但是，要想做孩子的好父母，一定要主动掌握一些基本医学常识和看病的技巧，即便这些都做不到，也要向就诊医院的儿科医生主动询问孩子疾病的情况。只有这样，才不会出现有病乱投医的现象。

肺炎，按照解剖学分类可分为支气管肺炎，大叶性肺炎和间质性肺炎三种。儿童常见的是支气管肺炎。下面，我给家长讲讲儿童支气管肺炎的一些基本知识和治疗情况。

141

孩子得了支气管肺炎，最通俗的解释就是孩子肺部发炎了。孩子得了肺炎，早期很像感冒。比如，发高热，食欲减退，咳嗽，腹泻等，所以非常容易被家长忽视。如果按照感冒治疗效果不好，孩子出现以下任何一个症状时，家长一定要提高警惕，迅速带孩子去医院就医。这些症状是：咳嗽加重，出现气喘，高热不退，呼吸急促，鼻翼翕动，口周发绀，呼吸困难，烦躁不安等。

引起孩子支气管肺炎的原因

引起孩子支气管肺炎的原因非常多，除了我们知道的细菌、病毒以外，支原体、真菌、结核感染、异物吸入、过敏等都会引起支气管肺炎。所以，肺部发炎，通常是需要住院治疗的。住院后医生要给孩子做一些化验，这是为了鉴别诊断，防止误诊和误治。

有些家长得知孩子患了肺炎以后，不愿意住院治疗，认为在门诊打打消炎针就行了。我建议家长，万不得已，不要这样做，这样做，是冒了很大风险的。

住院与门诊治疗最大的区别是，住院治疗相对比较正规，不容易误诊，有专门的大夫管理，可以连续观察病情和用药情况，如果治疗不顺利，可以及时调整治疗方案。门诊每天都换大夫，治疗的连续性不好。

孩子的支气管肺炎是如何治疗的呢？

肺炎治疗关键是针对感染的病原菌选择合适的抗菌素。所以，住院的孩子，我们都要给孩子抽血查血培养和药敏试验，如果查出是支原体感染，选用大环内酯类药物；肺炎链球菌感染，我们选用青霉素；耐甲氧西林的表皮葡萄球菌，我们常用万古霉素；大肠杆菌和肺炎杆菌，我们常用头孢曲松等；如果是EB病毒感染，我们选择更昔洛韦等抗病毒药物。此外，我们要结合孩子肺炎的具体情况对症治疗。比如缺氧时，需要氧疗；痰多时，需要化痰处理；合并心衰的肺炎需要使用强心药。

肺炎，几天能好？

常规的治疗方法是静脉使用抗生素，直至体温正常、全身症状明显改善、呼吸道症状部分改善后，可以根据情况改为口服药物继续治疗，时间7～10天不等，严重病例时间会更长。选择的抗生素是否有效，绝不是观察一两天就能得出结论的，大夫是根据孩子的整体情况进行评估后才决定下一步治疗方案的。

对于肺炎诊断明确的孩子提几点建议给家长：

1.住院正规治疗，便于医生的密切观察，调整治疗方案。

2.对治疗有任何疑问，要多向身边主管医生询问，切忌频繁换医院。

3.对身边医院确实不放心，可以请求院内或院外专家会诊，必要时可转入上级医院医治，没有必要在同级别的几家医院来回转换。

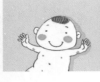

孩子为什么会得过敏性鼻炎

到门诊，我经常发现一些长期咳嗽的孩子患了鼻炎。但很多家长不理解。在他们的印象中，有鼻炎的孩子就应该有流鼻涕、抠鼻子、鼻塞、打喷嚏等和鼻子有直接关系的症状。几乎所有的家长认为，孩子咳嗽肯定和嗓子或肺部发炎有关。

"我孩子有鼻炎？不可能啊？他不流鼻涕啊？他的咳嗽和鼻子怎么有关系呢？"孩子家长疑惑地看着我。

其实，孩子的鼻炎症状不像家长想象的那样简单。鼻炎种类繁多，不同的鼻炎，症状也不一样。儿童鼻炎有很多不典型的症状，下面，我针对孩子最常见的过敏性鼻炎讲一些科普知识。

儿童过敏性鼻炎是非常常见的疾病。除了家长看到的长期流鼻涕、鼻痒、鼻塞、打喷嚏等，还有很多鲜为人知的不典型症状。

黑眼圈

说起黑眼圈，大多数人认为孩子出现黑眼圈与肝肾疾病、睡眠不足或营养不良有关。事实可能出乎很多人的意料，最新研究证明儿童黑眼圈与过敏性鼻炎高度相关。孩子患了过敏性鼻炎以后，长期的过敏导致孩子的鼻甲肥大，鼻甲肥大会压迫蝶腭静脉丛，进一步导致眼部睑静脉和眼角静脉淤血，于是眼眶下面呈现出灰蓝色环形暗影，这就形成了我们看到的黑眼圈。

清嗓子

很多家长发现孩子爱清嗓子或咳嗽，尤其是在清早起床或晚上躺下睡觉的时候会突然出现。这是因为鼻子发炎后产生了很多鼻涕，由于鼻中纤毛的摆动方向是向鼻腔后面的，所以，鼻涕会倒流到鼻后和咽喉部，甚至反流入声门或气管，除非鼻涕很多或比较稀薄时，才会同时向前流出来，所以很多孩子长期咳嗽被误诊，家长总以为孩子是嗓子发炎了，殊不知，根源在鼻子。

打呼噜

孩子鼻炎如反复发生，会导致鼻子后面的腺样体肥大，腺样体肥大会阻碍呼吸道的顺畅呼吸，当孩子张口呼吸时，气流通过咽腔震动了悬雍垂和软腭，于是就打呼噜了。

睡觉不老实

不少家长发现孩子睡觉不老实，整夜地翻滚，以为孩子是吃多了。其实，很多时候，很可能和鼻子发炎有关，鼻子发炎会导致鼻子堵，呼吸不顺畅，所以孩子会不停翻滚。

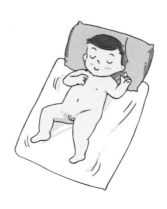

"假感冒"

如果孩子感冒超过两周仍未好转，孩子总是咳嗽，老感觉不好了那就要排除是否有过敏性鼻炎的可能。如果孩子间断出现头痛、流脓涕、低热等情况，就要考虑是孩子得了鼻窦炎了，这就比较难治了。

多动和抽动

不少家长甚至一些医生，看到孩子有多动症，抽动症，总简单地把这归为孩子的心理疾病。其实，这类孩子常常合并有过敏性鼻炎，孩子的挤眉弄眼、揉鼻子、清嗓子等怪动作，和鼻子过敏有很大关系。这个时候，一味地吃抗多动的西药，效果不但不理想，还可能对孩子的身体造成危害。从我治疗的病例当中总结出来的经验，当孩子的过敏性鼻炎治疗好了，孩子的抽动和多动也就减轻了。

口臭

有些小小的孩子有口臭，家长总以为孩子脾胃不好，其实，这也和鼻炎有关，长期的鼻炎得不到控制，会引起鼻窦炎。因鼻塞不通，长期以口呼吸，以致口干舌燥，失去原本唾液对口腔的清洗作用；鼻窦炎所产生的脓性分泌物流到口腔或咽喉处，会散发出难闻的异味。

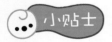

说了这么多，家长们对孩子的鼻炎了解一些了吧。当然，孩子是否真的有鼻炎，不能单从我说的症状上简单地来判断，家长一定要把孩子带到医院检查。医生会借助鼻镜，内窥镜等仪器，结合孩子的具体情况，给你一个正确的诊断，并且给予家长正确的治疗方案。家长切勿私自乱买药。

第一章 孩子生了病，
家长怎么办

第二章 让孩子少生病
的智慧

第三章 做孩子的保护神
——孩子常见疾病防治法

第四章 孩子怎样吃药
效果才好

第五章 儿科医生给家长
的心里话

如何识别孩子是否有过敏体质

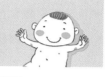

发现孩子是过敏体质，该怎么治疗呢？简单地说，就是找到导致过敏的东西，然后"脱敏"。

有这样一类孩子，从小到大，就没有让家长"消停"过，这类孩子的皮肤特别敏感，要么不停地出湿疹，要么皮肤慢慢的粗糙起来，或者反复出荨麻疹。还有的孩子感冒后易气喘甚至发展为哮喘。家长们会从医生口中得知，孩子是"过敏体质"。

什么是过敏体质

有人这样定义它：容易发生过敏反应和过敏性疾病而又找不到发病原因的人，称为"过敏体质"。引起过敏体质的原因主要是遗传因素。就是说家族过敏史对孩子的影响非常大，如果父母双方都是过敏体质，孩子也是过敏体质的概率高达80%。既然是遗传，为什么有些父母没有某一种过敏性疾病，孩子还是会有呢？过敏的遗传是体质的遗传，而不是某一种疾病的遗传。有可能父亲是皮肤过敏、母亲是过敏性结膜炎，结果孩子遗传了他们两个的过敏体质，就可能会患有某一种过敏性疾病，这种疾病可能和父母不同，但是导致疾病的原因，是过敏体质的高度遗传。

147

还有的家长会问，父母都没有出现过过敏，孩子为什么还是会过敏呢？这是因为，过敏体质并不一定会发病，很多人在二三十岁之前都没有出现过过敏症状，结果某一天外部环境或者身体情况发生了变化，就会突然出现过敏。所以没有过敏症状不代表没有过敏体质，而这种过敏体质也可能遗传给孩子。另外，非直系亲属，比如叔叔、舅舅这样的亲属也会对孩子的过敏体质有影响。

　　当然，过敏不只和遗传有关，越来越多的研究表明，过敏和如今的环境污染，被动吸烟，食物添加剂的摄入以及过早的摄入配方奶以及抗生素的滥用等因素都有关系。过敏的病因非常复杂。

　　过敏体质并不可怕，因为过敏不代表是疾病。可是，如果家长不重视过敏体质孩子的护理和预防，孩子就有可能患上和过敏有关的疾病。过敏性疾病也不可怕，可是如果家长不认为疾病和孩子的过敏有关，就有可能被自己或非专业医生误诊误治。

　　过敏可以引起全身各个系统疾病，下面介绍一下过敏体质，家长们了解一下。本文由我的老师北京中日友好医院的许鹏飞教授总结并指导写出。

皮肤

　　湿疹和脂溢性皮炎是最常见的皮肤上的过敏性疾病。湿疹常发于孩子的头部和面部，急性湿疹常为粟粒状红色丘疹，严重者还会糜烂或渗液，孩子瘙痒难耐；脂溢性皮炎主要表现在婴儿的时候头顶一直有结痂。此外还有皮肤过度角化、干燥，特别是3岁以上。还有的孩子会出现皮肤过度角化变粗，毛囊角化，皮肤扎手或皮肤变黑，特别是双手、膝盖、脖子，很多家长会反复给孩子洗手和洗脖子，但效果也不明显。

消化系统

孩子出生以后排气很多，并且声音响亮，还经常打嗝。有些孩子还会出现生理性腹泻，一天排便6~7次，为稀便，添加辅食以后这些症状就会明显改善。除了腹泻，便秘也可能是食物过敏的一种表现。

皮肤

过敏性结膜炎引起眼结膜常常发红，眼部分泌物多，发痒；过敏性鼻炎的孩子常常揉鼻子、抠鼻子、打喷嚏、流清鼻涕或者鼻塞。还有小小的年纪就出现黑眼圈，这都和过敏有关。

呼吸系统

孩子反复气喘，支气管哮喘，和过敏高度相关。

神经系统疾病

孩子多发性抽动，多动，也常和过敏有关联。这是因为长期过敏对黏膜的刺激会导致孩子频繁眨眼睛、耸鼻子、张嘴。甚至出现耸肩和抽肚子的症状。严重的孩子还会出现眼睛上翻、清嗓子、嗓子有怪声。

循环系统

过敏也会引起心肌损害，表现为孩子不爱睡觉，入睡困难，晚上睡觉的时候容易出汗，其次是孩子不爱走路，经常要人抱，对于自己感兴趣的事情，精力充沛，不感兴趣的东西，就要赖，没有精神。1~2岁的时候有些孩子会出现频繁的咬人现象。

从上面总结中大家可能会发现，过敏的表现并不仅仅局限在某几种皮肤性疾病上，很多时候，会给孩子全身系统造成损害。过敏可能诱发的疾病有很多，而很多疾病的背后其实都有过敏的影子。因为孩子是过敏体质，只要处于一定的条件，或者受到外界的刺激，就可能会出现相应的过敏症状。所以，对于过敏体质的孩子，很多疾病都不是单纯地发作，背后都存在过敏问题。

过敏体质既然和遗传有关，是不是一旦得病就无法治疗了。其实，不是这样的。过敏体质不等于过敏性疾病。如果我们加以预防和治疗，是可以最大限度让孩子不发病的。

孩子一旦得了和过敏有关的疾病，除了口服抗过敏药，我认为最实用的就是西医的"回避治疗"。简单地说就是通过过敏源的检查，找到引起过敏的原因，科学回避，就可以让孩子很快恢复健康。比如湿疹的孩子，很多都是牛奶蛋白过敏，这个时候，给孩子换成低敏奶粉，不少孩子就不治而愈了。

对于过敏体质的孩子，许鹏飞教授的治疗经验是：过敏治疗的目标是把病情控制在一定范围内，不让疾病进一步损害人体。比如一些过敏性鼻炎，如果治疗不当可能会遗留到成人阶段；其次是让孩子能正常生活。正常的生活是指把病情控制稳定，不影响儿童的学习、生活和运动。

关于过敏的治疗，我想强调的是，重视身体疾病的同时莫忽视心理疾病。身、心、灵是一体的，是合一的。心理压力和身体疾病是会相互转换的。研究表明，很多负面情绪和过敏有关。负面情绪有如身体里的垃圾，不清除，就会导致身体疾病。作为家长，除了读读医学书籍，也应常常看看和身心、灵、成长有关的一些书籍。当我们保持乐观，积极向上的心态时，你会发现孩子的过敏疾病会好得更快。

治疗孩子过敏性紫癜，饮食很重要

我们过去对患儿的饮食指导太粗略了。其实，很重要的原因来源于仪器设备的羁绊。所以，医生的工作要非常细致。过敏性紫癜的患儿，除了住院期间要以清淡易消化食物为主以外，孩子出院后，指导他们合理摄入饮食更为重要。

"阿姨，我已经到了北京，今天我的食物过敏源结果出来了，原来有那么多需要忌口的食物啊。什么牛奶、鸡蛋、芝麻、核桃，最可气的是我暂时不能吃小麦了！"小白在QQ上跟我聊天，他给我发了张哭泣的脸。

我给了他一个拥抱的表情，对他说："恭喜你，病因找到了，你的皮肤快要好了。"

我问了他在北京看病的情况，小白说主治医生人很好，给他耐心解释，还给他制订了治疗方案。我鼓励小白，说他的病一定会明显好转，他把哭脸换成了笑脸。

小白14岁，是个长相英俊、浓眉大眼的小帅哥。两年前，他因为过敏性紫癜和紫癜性肾病在我们科住过院，当时我是他的主治大夫。后来，小家伙

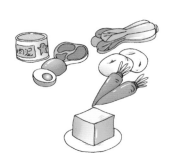

好转后出了院。此后，他只要一感冒，紫癜就会重复出现，然后口服药物，对症处理，好转，又再复发。

小白患的过敏性紫癜是我们儿科非常常见的疾病之一。病名带有"过敏"两个字，大家可能会觉得它完全是由过敏引起的。该病症状之一是皮肤上会出现紫色的皮疹，不少人以为是个简单的皮肤病，抹点药就可以了。其实，这个病远不是大家想的那样简单。该病病因复杂，目前研究显示该病是病毒等多种致病微生物引起的自身免疫功能紊乱。过敏因素在里面起了诱发作用。准确地说，过敏性紫癜是一种出血性疾病。皮肤、黏膜、关节腔或内脏器官都可能发生出血。所以，临床上见到的孩子会因出血的部位和程度不同而出现不同的症状，就是说，除了紫癜，还会出现关节肿痛、腹痛、血便、血尿等症状。

这个病，目前还没有特效药。就是说，发病的时候，只能对症处理，没有一种能去根的药物。虽然这个病通常呈自限性，就是大多数人会于1~2月内自行缓解，但少数患者可转为慢性。约半数以上缓解的患者于2年内出现一次或多次复发。

以前我只知道，该病与食物有一定关系，可是，到底与什么食物有关，该化验什么来判断那些食物不耐受？怎样指导患儿合理饮食，该如何忌口，怎样忌口，我都不是特别了解。后来去北京进修以后，我确实了解到，我们过去对患儿的饮食指导太粗略了。其实，很重要的原因来源于仪器设备的羁绊。

那一日，我在师兄的安排下，到了北京世纪坛医院变态反应科学习。该科以治疗过敏性疾病和疑难杂症而著名。在这里，我见到了和蔼可亲的变态反应科的石海云教授。石教授告诉食物不耐受IGG实验，目前全国研究得很少，理论依据不多。很多医生都认为，这个实验没有任何意义。可是，科室通过大量的病例发现很多患者IGG阳性，提示对牛奶、鸡蛋等食物过敏，当患者停止了这些食物后，疾病明显好转了。说明此病与一个看不见的"阈值"有关。但什么时候发病，目前正在研究中。

石教授还带我去他们科室观看了意大利具有国际先进水平的全自动过敏原检测系统。该系统能检测400多种过敏原。能够对食物、药物、接触物花、吸入物等进行体外精确定量检测（由于价格昂贵，这一检查，如今在全国还未普及）。很多过敏性紫癜的孩子，在当地没有查出对什么食物过敏，而在这里，却能很精确地查出来。然后结合这些指标指导患者饮食，患者复发率明显减少了。

我进一步意识到，我们医生的工作要非常细致。过敏性紫癜的患儿，除了住院期间要以清淡易消化食物为主以外，孩子出院后，指导他们合理摄入饮食更为重要。一方面，要忌口；另一方面，又尽量不影响孩子的生长发育。但如何安排合理的饮食却不是很容易，必须要有科学的实验数据。只有这样，患儿才能很好地配合医生治疗。然而，目前像北京世纪坛医院那样先进的仪器还未在全国普及，所以医生在指导患儿的饮食方面确实有很大羁绊。

对过敏性紫癜患儿，总的建议是，患儿生病期间应禁食鱼、海鲜、奶制品、豆制品、肉类、葱姜蒜、辣椒、酒及各种饮料。

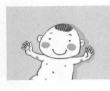

孩子腹泻脱水，
几毛钱的口服补液盐就能解决

对于腹泻的孩子，不要总依赖输液，很多时候，几毛钱一包的口服补液盐就解决了大问题。看病的时候，复杂的方案不一定最实用。

一次，我参加了一个大型的学术会议。会上一个外国专家讲了一个病例，是一个中度脱水腹泻孩子的病例。外国专家出完题，让大家开出最佳治疗方案。我们这些中国医生低下头来狂算起来，最后，五花八门的补液方案提供给了外国专家，外国专家摇摇头，略带遗憾地公布了答案："口服补液盐。"

外国专家对大家说，对于腹泻的孩子，不要总依赖输液，很多时候，几毛钱一包的口服补液盐就解决了大问题。看病的时候，复杂的方案不一定最实用。

直到今天，我还记得全场中国医生一片哗然的声音以及吃惊的表情。

外国专家提醒得很对，不少中国医生有过分依赖输液的"毛病"。可是有时候我们又不得不面对中国的国情去过度治疗，尤其是儿科，家长们要求速效，根本不会容忍和理解你的简单治疗。尽管，很多普通的疾病，口服药物完全可以解决问题。

现在，我来给家长讲讲口服补液盐的知识。当孩子轻度或中度脱水的时候，如果孩子没有呕吐现象，口服补液盐确实可以帮助孩子免去长期输液的痛苦。口服补液盐，是世界卫生组织1967年制定的配方，其成分是氯化钠3.5克、碳酸氢钠2.5克和葡萄糖20克，加水至1000毫升后饮用，用于治疗小儿消化不良和秋季腹泻引起的轻度及中度脱水。

当然口服补液盐不是万能的，如果掌握不好使用指征，应用不当会加重病情，甚至导致不良后果，我们市场出售的口服补液盐通常张力比较高，是2/3张力，就是说，盐分的比例比较大，如果使用不当，加上孩子消化不良或急性胃肠炎，患者的消化道黏膜有炎性水肿，吸收功能很差，短时间内大量快速服用补液盐，不但难以吸收，而且会促使胃肠蠕动加快，引起腹泻加剧，脱水及电解质紊乱加重。而医院里给儿童使用的通常是1/2张力的口服补液盐。

虽然，口服补液盐有许多优点，但也不能滥用。家长一定要在医生的指导下合理使用。例如孩子腹泻后出现哭时泪少、尿少等情况，医生会指导家长按照说明操作（1000毫升温水冲一包口服补液盐）。

使用补液盐要注意以下四点

1	依据体重及脱水程度正确估计需用液量。一般轻度脱水每千克体重50毫升补液盐水，中度脱水每千克体重80毫升补液盐水
2	是少量、多次、慢服。一般每小时每千克体重服15～20毫升补液，也就是每隔2～3分钟喂2～3茶匙。服补液盐溶液，在4～6小时内喂完所需液量，而后酌情间断喂奶
3	服用电解质盐液，要随用随配，以防污染。喂服时不宜加热，以防变质
4	3岁以下小孩要慎用，需要稀释。例如，孩子出现泪少、尿少等情况，就要用1500～2000毫升温水冲一包口服补液盐，还要在医生指导下使用。如效果不好，需要及时带孩子去医院输液治疗

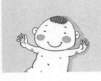

孩子**呕吐**，妈妈怎么办

> 呕吐是儿童常见的临床症状，很多疾病都可能引起呕吐，不要急于给孩子吃止吐药，除非医生指导你用。

"海燕，我娃昨晚突然呕吐，吃啥吐啥！你说怎么办？是不是吃坏肚子了？现在连喝水都吐，没有精神，听说还要排除脑炎？有没有这么严重？我要不要立即去医院？"，我的一位同学打电话咨询。

孩子突然的呕吐在临床上很常见。面对这种情况，家长们怎么做呢？

认识呕吐

呕吐是儿童常见的临床症状。呕吐是胃内容物反入食管，经口吐出的一种反射动作。呕吐可将咽入胃内的有害物质吐出，是机体的一种防御反射，有一定的保护作用，但小孩子耐受性差，持久而剧烈的呕吐可能引起脱水、电解质紊乱等并发症，所以，孩子一旦呕吐较频繁，应该立即去医院就诊。

什么原因会引起呕吐

1.感染：消化系统感染最常见，比如孩子吃了不洁饮食引起的急性胃肠炎；呼吸道感染如急性咽喉炎也会引起呕吐；还有神经系统感染、泌尿系感染等也会引起呕吐。所以，孩子到底是哪种原因引起的呕吐，去医院检查，让医生协助诊断非常重要。

2.消化道梗阻：除了内科疾病以外，外科疾病也会引起呕吐。如先天性消化道畸形、肠梗阻、肠套叠、中毒性肠麻痹等。所以，当孩子剧烈呕吐时，腹部X片以及腹部B超等是常常需要做的一些检查。

3.中枢神经系统病变：颅内占位性病变、颅内出血、癫痫等也会引起呕吐。所以，要是怀疑这方面疾病，医生会建议给孩子做头颅CT、脑电图等检查，这是非常必要的。

此外，一些少见病如糖尿病、低钠血症、药物因素、晕车等也会引起呕吐。

从上述介绍的病因得知，呕吐原因非常多，所以孩子一旦呕吐数次多，切勿大意，应该及时就医。

孩子呕吐，家长们应该观察什么

孩子的呕吐是喷射性的吗

在医院里，家长们一定常常会被医生问，孩子的呕吐是喷射性的吗？喷射性呕吐应该算是临床上比较严重的呕吐了，胃内容物会突然从口腔或鼻孔喷出。这种情况常常发生在患有脑部疾病时，如患脑膜炎或脑部肿瘤时，患儿颅内压会增高从而导致喷射样呕吐；此外，这类呕吐还可见于各种原因的消化道阻塞，如先天性消化道畸形幽门痉挛等疾病。总之，喷射性呕吐是需要进一步查明原因的症状，要及早就医。

观察吐出东西的颜色以及伴随情况

孩子呕吐时，家长要观察孩子吐出胃内容物的颜色和伴随情况，并记录下来，以便去医院时及时向医生反映情况。如果吐出物为少许胃内容物，而且吐出后，孩子症状就有所缓解了。这种情况，一般问题不大。这是和"病从口入"引起的消化不良有关，可以暂时观察一下；如果呕吐物夹杂有黄绿色液体且带苦味，说明连胆汁都吐出来了，这种情况多见于高位小肠梗阻或肝胆疾病，需要立即去儿童外科就诊；如果呕吐伴有腹泻，多提示为急性胃肠炎；如果伴有果酱样大便，应考虑肠套叠；如伴有头疼、嗜睡、惊厥等要考虑颅内疾病。此外，孩子呕吐时，要观察有无发热，腹泻、腹痛等情况，如有伴随都要记录下来。具体是什么原因，很多时候我们医生也需要借助一些检查才能加以鉴别和诊断。

呕吐后选择合适时机喂食

不少家长总怕孩子挨饿，孩子呕吐后，急于再次喂食。这个时候，其实是肠胃道最需要休息的时候。孩子的身体是有智慧的，当孩子没有明显饥饿感并且没有明显脱水现象时，家长不要强迫孩子进食。如果孩子有脱水现象，可以给与儿童专用低渗口服补液盐少量频服。不易采取饥饿疗法。因为孩子不能耐受饥饿，还可能会加重脱水。所以，呕吐的孩子，如果排除了外科疾病，在医生的指导下，当孩子呕吐减轻或消失后就可以继续喂食。比如母乳喂养的孩子，继续喂养；牛奶喂养的孩子，稀释奶粉过渡一下。大点的孩子，停止牛奶和肉蛋等不宜消化饮食，清淡为主，如稀饭或面汤就可以了；呕吐仍重，要在医生的指导下选择止吐药后再进食；有时候，可以给与静脉输液，胃肠痉挛缓解后再进食。

呕吐时我们常用哪些药

促进胃动力药如吗丁啉是我们常用的口服止吐药。吗丁啉又叫多潘立酮，临床上我们常用于因各种原因引起的急性和持续性呕吐，如感染、餐后反流和呕吐等。

该药须在餐前15分钟服用。因为这类药物有可能引起小婴儿神经系统副作用，所以1岁以内的小宝宝要在医生的监护下使用。如孩子有胃肠道出血、肠梗阻或穿孔时，禁用这种药。

儿童慎用胃复安

该药是一种老的止吐药，因为其副作用较多，如可出现肌震颤、头向后倾、斜颈、共济失调等，目前我们已经不再给儿童使用。但是一些私人诊所还在使用，请家长们注意避免使用该药。

勿滥用抗生素

对于明确的细菌感染引起的呕吐，一定要用抗生素。复方新诺明、氟哌酸、庆大霉素等对肠道杀菌效果好，但是对儿童来说，因为副作用相对多，这些药临床上也基本不用，临床上我们通常用利福昔明、磷霉素钙或头孢三代多一些。

什么时候去医院

如果家长初步判断孩子呕吐症状不重，呕吐后孩子精神好，没有脱水症状，能吃能玩，可以暂时不用去医院。出现以下情况，要立即去医院。

1.反复呕吐、尿少、不能进食、精神差。

2.呕吐伴有腹泻、腹痛、阵发性哭闹、头痛或发热时。

3.小于一岁的孩子。

4.呕吐为喷射状，或呕吐物里有黄绿色或红色液体时。

俗话说：一日吃伤，十日喝汤。呕吐恢复需要时间，吃喝护理有讲究，很多时候呕吐并不可怕，关键是明确病因，治疗原发病以及防止脱水，合理喂养是恢复健康的关键。

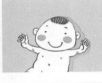

秋季孩子拉肚子怎么办

秋季腹泻这种疾病，也叫轮状病毒腹泻。孩子腹泻严重的时候，一天要排便10次以上，很容易脱水。治疗这个病通常不需要抗生素，主要是补液防脱水，大约一周就能恢复。

一名患儿的父亲给孩子办出院手续时，指着我说："你们真是一群庸医，三甲大医院的医术还不如小小的村医……"

这个患儿是秋季腹泻合并脱水。在我科输液四天后脱水好转，但仍有腹泻，家属非常不满意，签字后出院。后来家属带孩子去了郊区的小诊所，在那里贴肚脐治腹泻，两天后，孩子的腹泻就好了。

事隔不久，患同样疾病的一个孩子来我们医院就诊，那孩子恰好在那家小诊所贴过肚脐。家属说根本没用，腹泻越来越严重，于是来我们医院。我们同样补液处理，孩子脱水纠正了，精神好了，腹泻很快好了。家属激动地说："真神啊，还是大医院好，以后再也不去小诊所贴肚脐了。"

同样的疾病，为什么有不同的结果？

秋季腹泻这种疾病，也叫轮状病毒腹泻。孩子腹泻严重的时候，一天要排便10次以上，很容易脱水。治疗这个病通常不需要抗生素，主要是补液防脱水，大约一周就能恢复。这种病，通常前三天较严重。一些家长不理解这种情况，看到孩子腹泻不止，就认为医生水平不行。所以我们有句行话叫"病家怕抽，医家怕泻"，是说治疗腹泻不能立竿见影。

　　小诊所为什么用贴肚脐治好了第一个孩子的腹泻？一方面，我们治疗了几天，快好了；另一方面，是他们使用了违禁药，根本不是贴肚脐起了作用。我们从第二个孩子家属手里发现那个诊所治疗腹泻的"秘密"：他们让病人服用了复方苯乙哌啶。这种药的机理是增加肠张力，抑制肠蠕动，使肠内容物延迟排泄，是治标不治本的药物。这类药副作用多，药典上明文规定2岁以下孩子禁用。

　　秋季腹泻不是只在秋天得的腹泻，只是秋季多见而已，轮状病毒是引起该病的主要病原体之一，该病毒主要感染孩子的小肠上皮细胞，从而造成细胞损伤，引起腹泻。有人把轮状病毒肠炎说成"温柔的杀手"，因为该病是一种从温和渐渐发展到严重的疾病，当儿童受到这类病毒感染时，在症状发生前大约会有两天的潜伏期。症状通常是从呕吐开始，接着是4~8天的大量腹泻。有人这样总结典型病例：病程7天，发热3天，呕吐3天，腹泻5天。如治疗不及时，脱水会导致电解质紊乱，在医疗条件差的地方，脱水成为轮状病毒感染导致死亡的首要原因。有报道称：我国每年大约有1000万婴幼儿患轮状病毒感染性胃肠炎，占婴幼儿总人数的1/4。因此，轮状病毒成为世界科学家研究的焦点。轮状病毒疫苗是预防轮状病毒感染性腹泻的最经济最有效的手段。

　　令人欣慰的是我国科学家经过20多年的努力，几乎和美国科学家同时攻克了这一世界性难题，研制成功了口服轮状病毒活疫苗，可以有效预防婴幼儿轮状病毒腹泻。

孩子腹泻，教你几招

孩子腹泻病是我们儿科常见的一种疾病。孩子腹泻时，粪便会变稀薄，排便次数会显著增加，这个时候，家长切莫过度惊慌，不要急于去给孩子止泻。从某种角度来看，腹泻算是一种症状，它是由多因素，多病原引起的。治病要治本，先要找找腹泻的原因，如果过早地使用止泻药，会导致病菌在体内过度繁殖，不易排出，加重病情。也就是说，腹泻并不全是坏事，腹泻是人体为了抵御感染而产生的一种保护性反应。当人体消化系统进入细菌或病毒时，机体通过腹泻的办法把它们排泄出去。

引起腹泻的原因很多，如我们之前讲过的秋季腹泻是指轮状病毒引起的腹泻。而在夏季，很多时候，孩子是因为吃了冰冷的食物或脏东西，所以细菌感染多见。此外，饮食不当（如暴饮暴食）、食物过敏、精神紧张等原因也会引起孩子腹泻。

当孩子腹泻时，我们该做些什么呢?

1.首先观察大便性状和次数

看大便是什么样子很重要，如果是糊状或（婴幼儿）大便里有不消化的奶瓣儿，量不大，不是水样便，也不是黏液脓血便，可以暂时不用处理，观察一下。如果是水样便，每次量很多，或肉眼看见黏液或血丝，应立即去医院化验大便。

2. 收集孩子大便

把孩子大便收集到干净塑料袋里，半小时内送就近医院化验（注意大便里不要混入尿液，不要从地上或尿布上搜集大便，最好让孩子拉在塑料袋上）。取样的大便不需要太多（因为检验师是通过显微镜观看的，不要太多大便），最好挑看上去有黏液或血丝的地方。如第一次化验正常，不要相信一次的化验结果，如方便，可以再送一两次看看。

3. 家长需要观察孩子是否有脱水现象

如孩子哭时泪少或无泪合并尿少，说明脱水很严重，要立即给孩子补液。如孩子不吐，可以给孩子喂口服补液盐（市面有售，八毛钱一袋），或临时喂点淡糖盐水。如呕吐很严重，不能进食，需要立即去医院输液。同时注意孩子是否有发热现象，如温度超过38.5℃，要适当选择退热药。

4. 孩子腹泻时需要禁食吗

有些人认为，孩子腹泻时需要禁食，这样肠道可以得到适当休息，这种说法不能算错，但是小孩子不能耐受饥饿，而且可能会加重脱水。所以，腹泻的孩子，如果是母乳喂养的孩子，继续喂养。如果是牛奶喂养的孩子，可换成无乳糖奶粉过渡一下。大点的孩子，建议停止牛奶和肉蛋等食物，吃点稀饭或面条就可以了。总的原则，不需要饥饿疗法。

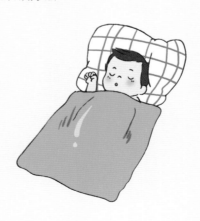

163

孩子腹泻，我们该如何用药

我们常常选用以下几种药物，家长们一定要在医生的指导下使用，不要私自使用。

1.胃黏膜保护药可首选

无论是感染性还是非感染性，可以首先用些胃黏膜保护药，如大家都知道的思密达（蒙脱石散），这种药物不但对消化道黏膜具有极强的覆盖能力，还能吸附病原体。主要用于治疗急、慢性腹泻，但因没有杀菌作用，所以不能代替抗生素。

2.口服补液盐

许多家长看孩子腹泻就要求打针，其实，腹泻最怕的是脱水，只要能及时给孩子补充体内丢失的水分，许多时候是可以不需要输液的。可以买口服补液盐，按照说明配制，如果是2岁以下的孩子，需要稀释后喂服。

3.微生态制剂

孩子腹泻时，急性期不建议口服。该类药多用于口服抗生素后导致的腹泻，或慢性腹泻，这类药的原理是补充人体有益菌群，抑制有害菌群过度繁殖，调整体内的微生态失衡。

4.止泻药不要用

这类药的原理是增加肠张力，抑制肠蠕动，使肠内容物延迟，临床上医生用于严重、难控制的腹泻。如地芬诺酯（苯乙哌啶），但这类药副作用较多，药典上规定2岁以下孩子禁用。医生会根据情况在短期内使用，家长不要私自使用。

5. 抗生素选择

化验大便后，对于明确的细菌感染，一定要在医生指导下使用抗生素。复方新诺明、诺氟沙星、庆大霉素对控制肠道细菌效果好，但是对儿童尤其是小孩子，因为副作用相对多，这些药基本不用，临床上我们通常用利福昔明，磷霉素钙或头孢三代多一些。

以下情况，家长们要及时带孩子去医院（如果家长初步判断孩子腹泻症状不重，孩子精神好，没有脱水症状，能吃能玩，可以暂时不用去医院）：

1. 严重的呕吐，不能进食。

2. 阵发性哭闹，尿少，呕吐等精神很差，面色改变。

3. 严重的腹泻，每次量多，或次数很多，送孩子去医院的同时要及时把大便搜集带到医院。

4. 小于1岁的孩子

5. 明显的黏液便或脓血便。

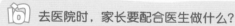 关于宝宝生病的 问与答

 去医院时，家长要配合医生做什么？

1. 首先要求化验粪常规，如发热，需要同时化验血常规，如症状不重，不要主动要求给孩子打吊针。

2. 如果孩子血常规白细胞非常高，合并严重的感染，大便里也有明确的感染，要听医生的建议，及早输液治疗，还要同时口服药物，一定要复查粪常规。

3. 如孩子大便成果酱一样，哭闹明显，要注意让外科大夫看看，防止肠套叠等外科疾病，必要时候要做腹部平片检查。

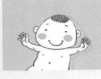

小小**开塞露**，解决大问题

开塞露，使用方便，价格便宜。在孩子出现急性腹痛时，在没有任何仪器检查的情况下可以首选使用。用开塞露通便排气，既是诊断措施（排除肠梗阻），又是治疗措施。

一个深夜，我正在住院部值班，一对老年夫妇气喘吁吁地带着孙子来看病。老人说，孩子半夜突然腹痛，哭闹不停。他们把孩子带到附近一家医院看病，那家医院B超坏了，不能检查，于是他们打了车带孩子来我们医院。

我边询问病史边给孩子查体。经检查，我发现孩子是脐周靠左腹痛，结合孩子三天没有大便的情况，我初步考虑，孩子问题不大，腹痛和大便秘结有关系。听老人说，孩子的父母在外地打工，他们帮着看孙子。看到他们老的老，小的小，我心生怜悯，没有忍心让他们到离我们住院部很远的门诊楼去买药，我到病房借了一只开塞露，给小孩子挤到了肛门里，然后让他们带孩子去厕所拉屎。孩子拉完了，肚子立即不疼了。

说起开塞露，很多家长都不陌生，它是一种润滑剂，成分主要是甘油，临床上多用于便秘的治疗。它的作用原理是运用甘油的高渗作用刺激肠壁引起排便反射来协助排便。它的使用方法非常简单，把装有药物的导管轻轻塞入孩子的肛门深约2厘米，然后注入药液就可以了。大便在甘油的润滑和刺激下，很快就排出来了。

166

说到这里，有家长可能会问，开塞露是治疗便秘的，又不是止痛药，怎么能解决腹痛问题呢？这个问题问得非常好，我们先来了解一下孩子腹痛的原因吧。

小孩子的急性腹痛是我们儿科急诊常见疾病之一。患儿有阵发性哭闹、呕吐、蜷曲身体、大汗、面色苍白等表现，往往使家长极为紧张、恐慌，迫切要求医生优先给予诊治。在病因不明的情况下，先用一些简单、快速、有效的方法，消除患儿痛苦同时也缓解家人紧张情绪，非常重要。而只有几毛钱的开塞露就起了这个作用。

引起孩子腹痛的原因非常多，但是功能性腹痛占孩子腹痛的绝大部分。所谓功能性腹痛，是由于肠管蠕动异常或肠管壁痉挛而引起的疼痛。当孩子吃了不洁饮食或不容易消化的食物后，食物残渣在肠腔内发酵，产气刺激肠壁，反射性引起副交感神经兴奋，引起肠壁肌肉痉挛。痉挛的肠壁会暂时性阻断肠内容物的通过，于是近端肠管就会发生强力的收缩及蠕动的紊乱。当蠕动异常加强时，孩子就会腹痛。中医学里有一种说法："痛则不通，通则不痛"。使用开塞露就是这个原理。

开塞露，使用方便，价格便宜。在孩子出现急性腹痛时，在没有任何仪器检查的情况下可以首选使用。用开塞露通便排气，既是诊断措施（排除肠梗阻），又是治疗措施。患儿排便、通气后，大部分的腹痛可以停止。同时，我们还可以观察排出的大便性状并同时检验大便常规，可以帮助我们及早发现某些疾病，如肠套叠、肠炎等。

小贴士

开塞露不是万能药，如果发现孩子腹痛不缓解或再次出现，要立即带孩子去医院就诊。开塞露不能经常使用，尤其是对便秘的孩子，如果经常使用，会引起依赖，形成习惯性便秘。

EB病毒感染，重在预防

根据血清学调查，我国3～5岁儿童EB病毒IgG阳性率达90%以上，但大部分儿童感染后无明显症状，可能表现为轻症咽炎和上呼吸道感染，一般会作为感冒处理。

不久前，我在门诊遇见一个强烈要求孩子住院检查的家长。孩子曾经因"EB病毒感染"在我科室住院，治愈后出院。这次家长主动要求住院的原因是孩子三天前低热，在门诊检查EB病毒IgG（+），虽然在门诊按照感冒治疗已经好了，可是他们还不放心，决定住院详细检查。

我看到孩子在门诊已经做了不少检查，检查结果没有提示EB病毒近期感染，我疑惑地问孩子的妈妈："孩子已经做了不少检查，问题不大，你为啥还要住院？"

孩子妈妈说，她好朋友的孩子原来也是EB病毒感染，后来发展成为了可怕的血液病，最近正在北京移植骨髓。她越想越害怕，觉得一定要好好检查，她的孩子到底会不会也恶化？

我给她讲了EB病毒检查结果的一些相关知识，听了我的解释，孩子的妈妈还是要求住院，最后我们只好把孩子收住入院，给孩子做了详细的检查。当看到所有检查都为阴性的时候，家长这才放下心来，主动要求出了院。

EB病毒，又叫人类疱疹病毒。由于它可能引起很多与肿瘤有关的疾病，医学界对它越来越重视。近几年，随着各大医院开展了EBV

感染的检测，EB病毒感染误诊率越来越低。这虽然是好事情，但是，很多医生对EB病毒检查的结果不加分析，不和临床结合起来，只是过分强调它的负面作用。这给老百姓带来了一些不必要的恐慌。

研究表明，EB病毒在人群中广泛存在，根据血清学调查，我国3~5岁儿童EB病毒IgG阳性率达90%以上，但大部分儿童感染后无明显症状，可能表现为轻症咽炎和上呼吸道感染，一般会作为感冒处理。这种病属于自限性疾病（即一般说不治疗也能痊愈），如果没有并发症发生，一般1~2周就会痊愈，无须过度治疗。所以不能仅凭EB病毒IgG阳性就判断孩子有近期感染。

目前对于EB病毒感染的治疗，一般采用对症治疗。比如使用干扰素或更昔洛韦等常见的抗病毒药物抑制病毒的繁殖与复制。对严重病例，我们还采用激素，免疫球蛋白等联合治疗，只要正规治疗，绝大多数孩子都达到了治愈或好转。个别转为慢性病的孩子，那是和孩子自身免疫功能缺陷有关的。

EB病毒感染，重在预防

有人把EB病毒感染称为"亲吻病"，EB病毒会随着口腔的唾液传播。儿童是EB病毒易感人群，所以，作为家长，尤其是有慢性鼻炎的家长，尽量减少亲吻孩子。同时，大家一起吃饭时，尤其是在公共场合，使用公筷是非常必要的。

作为家长，面对疾病，不要轻视，也不要盲目地恐慌。遇见问题时，多向身边的专家请教，理智判断。只有这样，孩子才能合理而不会被过度治疗。

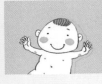

孩子患了抽动症应该怎么治

很多家长认为，治疗抽动症最重要的是选对药物。我的经验是，抽动症最重要的是调整家长自己的情绪状态。

一对老夫妇带着孙女从陕北跑到我们西安来看病，说不知道孩子得了什么怪病？好像是中了邪。又是摇头，又是抽动鼻子眨眼，手也一抽一抽的。一开始还以为是孩子自己耍怪，后来发现不对头。无论是训斥孩子还是打孩子，对孩子这种情况都没有改善作用。家长不好意思地说，他们甚至找了当地的"巫师"驱鬼，也没有作用，这才带孩子到西安大医院来看病。

这个孩子不是中了邪，而是患了典型的儿童抽动症。抽动症是我们儿科比较常见的疾病。是一种不自主的、反复的、快速的、一个部位或多个部位肌肉的运动抽动等为主要表现的疾病。除了上述表现外，有的患儿还伴有注意力不集中、多动或做强迫性动作。

儿童抽动症的病因尚不完全明确，目前认为是一种多因素疾病。有遗传因素，也有病理因素（例如早产，大脑受损伤等）；还有过敏因素（例如过敏性结膜炎引起眨眼，过敏性鼻炎引起吸鼻等怪动作）；此外还有心理因素，例如孩子受到家庭不和、父母离异、亲人去世、学习负担过重等方面的影响，也会出现抽动。

儿童抽动症的心理治疗和药物治疗同样重要

孩子得了抽动症，需要心理和药物一起综合治疗。如果怀疑是这个病，家长要带孩子去医院找儿科大夫和心理大夫分别就诊。确诊后，要避免孩子长期玩电脑游戏或长时间地看电视，让孩子有充足的睡眠。同时有目的地让孩子多做户外活动以此缓解压力，放松心情；家长要引导孩子学会面对疾病，告诉孩子，这个病对孩子没有多大的危害，只要正规治疗，一定能治好。

很多家长认为，治疗抽动症最重要的是选对药物。我的经验是，抽动症最重要的是调整家长自己的情绪状态。我看到，几乎所有的家长带孩子来就诊时，都带有明显的焦虑倾向，常常提出许多问题，如怀疑患儿脑内是否有问题、是否因自己的养育失误所致、甚至有了绝望的心情等等。这些，都潜移默化地、有意识无意识地影响着孩子。特别是大一点的孩子，更是比较敏感，如果过度指责孩子，反而会强化孩子的症状，甚至影响孩子的社交能力，导致孩子性格孤僻。所以，治疗孩子抽动症时，我们不仅要关注孩子的心理问题，更重要的是解决家长自己存在的一些"心理问题"。

一个抽动症孩子的家长总结治疗经验时说道：

"我的孩子在5岁时也出现过抽动症的症状，起初我们快崩溃了，自责不已，我们不能控制自己的情绪，看见孩子的怪动作就想发火。后来，经过多方了解和阅读大量的育儿书籍t，我们主要从几方面调整养育孩子的方式。一是对病情淡化，看见孩子没有不舒服的感觉，就不用提起这件事。二是在生活中告诉孩子人生的道理，让孩子学会一种平和的人生态度，同时经常就孩子焦虑的话题进行分析，让孩子知道生活没有十全十美的。我们不断地学习，用自己的乐观、大度来感染孩子，逐渐恢复孩子的安全感。当夫妻之间发生了矛盾，我们从不当着孩子面争吵，为了孩子的健康，多忍让，背后多沟通，尽量让孩子感受到父母是相爱的，永远爱着他。通过综合治疗，定期复查，以及口服中药等，孩子得到了很好的恢复。"

给家长几点建议

1.避免孩子长时间玩电脑游戏和看电视；让孩子有充足的睡眠很重要。

2.有目的地让孩子多做户外活动，以此缓解压力，放松心情。

3.引导孩子学会面对压力，可以让孩子学一种乐器或唱歌（以娱乐为目的），陶冶孩子性情。

4.保持良好心态，切记不要在孩子出现抽动症状时刻意关注和制止，更不能用语言甚至体罚的方式进行纠正；不要在孩子面前表现出过分担心的样子，要多拥抱和鼓励孩子。

5.一定要到学校给班主任老师说明孩子的病情，请老师们不要看到孩子的怪动作而误解孩子。让老师多给孩子心理上的鼓励。

6.在医生的指导下给孩子服用药物和调整剂量，不要擅自增加药量或停药。

7.营养均衡，不挑食，对于过敏体质的孩子，避免可能致敏的食物。

8.在医生指导下可同时服用中药，辅助治疗。

小儿癫痫，并没有想象的可怕

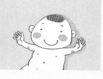

控制癫痫发作，除了少数人需要终生服药以外，大多数患者在数年（通常为2～4年）之后逐渐减药、停药，达到临床治愈。

　　尽管我们费力地一下一下地按压着，孩子的面色还是渐渐地灰暗起来，心跳和呼吸也渐渐停了下来，瞳孔散大了……抢救间外面，是孩子的姑姑，她跪在门口祈祷。不远处，是孩子的父母，他们无神地坐在地上发呆。

　　我的心揪在一起，不忍心对孩子的父母说出残忍的话。我犹豫了一下，拉起了跪在地上的姑姑，对她小声说："对不起，孩子走了，我们尽力了，没有救过来。"

　　眼泪从孩子姑姑的眼中夺眶而出。我停顿了一下，接着说道，"你是孩子的姑姑，这个时候，需要你坚强起来，你去安慰一下孩子的父母，有些话你去说比我说可能要好点。孩子的情况你也了解。癫痫，本来控制得挺好，可是，这次他们偏信所谓的中药偏方，一下子停了所有的抗癫痫药物，这是癫痫患儿治疗的大忌啊，所以才出现了今天的癫痫持续状态，来得也晚了，抽搐了40分钟才赶到医院……"

　　孩子的姑姑点点头，她转身向孩子父母走去……

　　楼道的尽头，三个人抱在一起放声大哭起来，在深夜的映衬下，哭声显得更加凄惨。孩子的父母，跟跟跄跄地向抢救间走来，一起扑向孩子，号啕大哭……

这个故事已经是过去的事了，可是想起来，还会让人心痛。孩子生了难治的病，家长爱子心切，梦寐以求企望找到最好的办法帮助孩子痊愈，这无可厚非。可是，如果家长在这个时候，不保持理智的头脑，不了解疾病的一些基本常识，孩子不但得不到很好的治疗，还容易上当受骗。更可怕的是，癫痫药突然撤药，会导致孩子抽风持续发作而引起脑水肿，不及时治疗，就会死亡，上面故事中的孩子就是这样，让人扼腕痛惜。这样的事情，在临床上并不少见。

举个例子，一名患儿在我们儿科治疗了半年后，控制得挺好。可是，家长觉得孩子吃西药时间太长，就打听了一个治癫痫的"专科医院"。该医院"声称"治病的药物是纯中药制剂。这位家长就带着孩子去了。孩子停用了西药后服用了他们的中药，一直没有抽风发作。可是，渐渐地，家长发现孩子智力开始下降，行动迟缓，说话的时候还流口水，这才急了，又把孩子带到了我们医院。我们把家长带来的"中药制剂"化验了一下，发现里面含有三种抗癫痫西药，而且超剂量使用。家长这才知道上了当。

我想告诉家长的是，这个病并没有想的那么可怕。为了更好地理解癫痫的概念，我们可将大脑比作一台由电路连接起来的计算机，脑细胞间是通过电的冲动相互联系和交流的，但当电路异常，脑内出现异常放电时，就会导致癫痫发作。可是小儿脑的可塑性较强，惊厥本身对不成熟脑的损伤较成熟脑轻，所以只要没有难治的病因，惊厥前没有神经系统的缺陷，只要早期合理治疗，90%以上的患儿能得到良好的控制。

控制癫痫发作，目前主要是口服抗癫痫药物（西药）治疗。除了少数人需要终生服药以外，大多数患者在数年（通常为2～4年）之后逐渐减药、停药，达到临床治愈。家长们注意，孩子得了病，一定要在正规医院找神经专科医生就诊。

孩子为什么"长叹气"

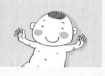

在临床上，一些家长以"胸闷、长出气或单纯心肌酶升高"为主诉带患儿来就诊并不少见。我们发现，胸闷、长出气可以作为心肌炎的伴随症状，也多见为"心因性（功能性改变）"，这类孩子常有性格偏差，如小心眼儿、喜生闷气、争强好胜、内向等。

眼前的小女孩看上去大约6岁的模样，正躺在病床上，笑呵呵地看着电视里播放的动画片。四五个家属坐在孩子旁边，正叽叽喳喳地议论着什么。家属们个个紧锁眉头，神情紧张。看到我来了，他们都急忙站了起来。

"你好，我是孩子的主管大夫，请说一下孩子的病史吧。"

"好的好的，是这样，是这样……"全家人不约而同地说起来。

"等一下，你们这么多人都想说，怎么说得清楚！留两个人说，平时谁看管孩子，观察得仔细，谁就留下来说，另一个人，可以补充。"

全家人商量了一下，留下了孩子的母亲和姥姥。

病房一下子安静了许多。

孩子的母亲，皱着眉头说道："我孩子两周前偶尔出现长叹气的现象，刚开始还不严重，后来我无意看到网上说，长叹气小心心肌炎，于是我就带孩子去了我们职工医院，我们职工医院的大夫说她心律不齐，心肌酶稍微有些高，然后就按'疑似心肌炎'治疗，针打了

10天了，孩子长叹气非但没好，还越来越重。你说，孩子的心脏要是出了问题，那可怎么办呀！……"说着说着，孩子的母亲就哭了起来，孩子的姥姥也在旁边抹眼泪。小女孩看到母亲哭泣，惊恐地拉着母亲的手："妈妈，妈妈，你怎么了？"

"你不要紧张，小心吓着孩子。你孩子的既往病史和检查我刚看了，目前门诊教授也就是诊断的疑似心肌炎，不要太紧张。即便是心肌炎，抓紧治疗，大多也可以好。"

"那我孩子万一是少部分呢？"

"先不要假设嘛，干吗自己吓自己？我给你说，我们这里心肌炎的孩子多了，比你孩子重多了的都治好了，你孩子应该问题不大。"

"万一不好咋办？"孩子的母亲还在那里抹着眼泪。

我看到孩子惊恐的眼神，就对孩子的母亲说："这样吧，你到我办公室来一下。"

在办公室里，我了解了孩子的一些具体情况，并给孩子的母亲说了一下进一步检查方案。我也了解了孩子的家庭情况，孩子的母亲姐妹四个，姐姐们都生的是男孩，就她生了一个小女孩，周末的时候，都在姥姥家聚会。全家人对这个小女孩格外喜欢，宝贵得不得了。

观察了几天，我发现了孩子长叹气的规律，越是人多的时候，孩子就不自主地叹气，打吊针的时候也叹气，可是打完针在楼道里玩的时候，根本不叹气。随后，我给教授汇报了情况。教授笑着说："八成又是那个情况。不过先不要急着下结论。"我点点头，心领神会。

孩子的家属听见我们的谈话，紧张地问："怎么回事？问题大不大？"教授说："别着急，24小时心电图结果还没有回来，等检查结果回来了，我们的刘大夫会告诉你的。"

心电图结果出来了，完全正常。

我把孩子的父亲母亲都叫到办公室，对他们说："诊断出来了，你孩子心脏没有大毛病。"

"可是心肌酶高呀？"

"稍微高一点，不考虑心肌炎。感冒的孩子，也有部分孩子会出现暂时的心肌酶高，你孩子的24小时心电图很正常，虽然是心律不齐，但没有早搏，正常的孩子，许多都是心律不齐，但是属于正常现象。再结合其他结果，排除了心肌炎。所以，孩子可以出院了。"

"什么？怎么是这样，可是孩子还叹气呀！"

"你们全家给孩子的爱造成了孩子的负担。家长的过度紧张导致孩子出现了心理问题。你的孩子可以诊断为'儿童情绪障碍'，也可以暂时不诊断，因为我认为孩子很快就能好。只要你们以后注意，不要在孩子面前表现出紧张，孩子的叹气就会好了。"

"这么小的孩子会有心理疾病，你是怎么判断的？"家长疑惑地问着。

我把孩子的家庭背景，孩子全家过分关注的表现以及孩子母亲的情绪表现给他们分析了一下，最后说："越是聪明的小孩，尤其是小女孩，越容易受到家庭成员情绪的影响。于是就会出现一些异常表现。所以，以后当着孩子面，不要表现得过分紧张，既然已经没有心脏病，以后再叹气，你们就当没有听见，慢慢地，她也就没有这个习惯了。"

"看，我就说过，咱孩子没有病，都是你家人娇惯的。以后，你家还是少去些好。"孩子的父亲在旁边埋怨着。

"你不惯，你有时候，比我家人还惯孩子呢。"

"好了，你俩之间别互相埋怨了。你们要知道，过度关注会对孩子产生不良后果的。孩子的心理问题不严重，要让全家人配合。要想让孩子健康快乐地成长，家长先要做乐观智慧的家长。"

"谢谢你呀，医生，只要孩子心脏没有毛病，我们就放心了，那赶紧给我们办出院手续吧。"

孩子出院了，是一大家子人出院了，孩子坐在父亲的肩膀上，后面跟着爷爷姥姥妈妈和两个姨……

父母对子女的爱并不只是体现在物质上，更重要的是体现在精神和行动上。爸爸妈妈的爱，对生病的孩子更为重要。

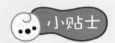

在临床上，一些家长以"胸闷、长出气或单纯心肌酶升高"为主诉带患儿来就诊并不少见。我们发现，胸闷、长出气可以作为心肌炎的伴随症状。也多见为"心因性（功能性改变）"，这类孩子常有性格偏差，如小心眼儿、喜生闷气、争强好胜、内向等。

孩子为什么会得心肌炎

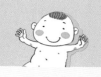

看似简单的感冒，家长也不能轻视。当孩子反复感冒和腹泻，或者此次感染后引发了肺炎等严重疾病，家长一定不要忽视对心肌酶的检查。

在门诊，我经常见到一些家长拿着孩子的心肌酶检查来咨询。家长们忧心忡忡地说，孩子在感冒后检查，发现孩子心肌酶高，被诊断成了："心肌损害"，心肌损害是不是就是心肌炎呢？是不是非常严重呢？需要住院治疗吗？

先来给家长们讲讲心肌酶检查。这项检查，目前在医院已经非常普遍。是早期诊断心肌损害的有效手段之一。常见的化验单中有以下几个指标：GOT（谷草转氨酶）、CK（肌酸激酶）、CKMB（肌酸肌酶同工酶）、LDH（血清乳酸脱氢酶）。当心肌细胞损伤，这些酶当中的一项或几项有可能升高。

其中，如果CKMB在心肌细胞中含量增高，说明心肌损伤，具有较高特异性和敏感性。

什么是"心肌损害"

在临床上，"心肌损害"目前只是一种笼统的概念，并非一个准确的疾病名称，医生多用作心肌虽有损伤，可是达不到心肌炎那种严重程度时候的表述。所以说，如果孩子感冒后，孩子被诊断为"心肌损害"，大多是暂时性或一过性和可逆的，大多愈后良好，但是一定要口服药物治疗，起到保护心脏的作用。

儿童心肌炎临床表现轻重不一，愈后大多良好。孩子发病前1～3周常有呼吸道或消化道病毒感染史。不同年龄段儿童临床表现不一。小婴儿可表现为吃奶差、烦躁、哭闹等，幼儿可有懒动、长叹气等表现，较大儿童常诉胸闷、心慌、头晕、乏力、心前区痛或不适等。医生听诊时可闻及心音低钝，心动过速或过缓，心律不齐，心电图可表现为频发早搏、阵发性心动过速、明显ST-改变或传导阻滞等，重者24小时内突然出现心源性休克、心功能不全或严重心律失常，称为暴发性心肌炎。心肌炎的确诊不能仅凭临床表现和心肌酶的升高，一定要结合心电图、心肌酶以及相关病原学的检查综合分析。心肌炎不等同于心肌损害。

在临床中，我们曾对部分感冒的孩子做过调查，将近50%的孩子有过性的心肌酶升高现象，我们按照"心肌损害"给予口服营养心肌药物两周后复查孩子的指标，绝大多数恢复到正常，只有3%的孩子有可能加重，发展为病毒性心肌炎，需要住院治疗。

所以，看似简单的感冒，家长也不能轻视。当孩子反复感冒和腹泻，或者此次感染后引发了肺炎等严重疾病，家长一定不要忽视对心肌酶的检查。当然，以上化验毕竟只是一些数据，不能代替医生的临床诊断。临床的诊断需要医生结合病史和查体等结果综合评估。

任何事情都是两面性的，一方面，切不可认为感冒是日常小病而轻率对待孩子的异常表现（比如胸闷、长叹气、面色苍白等）；另一方面，如果化验中有部分指标升高，医生看过后诊断为心肌损害，也无须过分紧张，只要配合医生治疗并定期随访就可以了。

第一章
孩子生了病、
家长怎么办

第二章
让孩子少生病
的智慧

第三章
做孩子的保护神
——孩子常见疾病防治法

第四章
孩子怎样吃药
效果才好

第五章
儿科医生给家长
的心里话

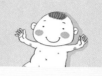

孩子患"红眼"怎么办

孩子出现"红眼",尤其是合并发热的"红眼",家长不能大意,一定要到医院儿科就诊。

乐乐3岁了,发热三天,乐乐妈妈一直带孩子在社区打吊针。三天后,乐乐眼睛突然成了"兔子眼",社区医生说,孩子得的是一种特殊的感冒,叫"咽结合膜热",感冒需要一周时间,感冒好了,眼睛就慢慢好了。可是,7天过去了,乐乐仍然高热不退,红眼也没有好转。乐乐妈妈很着急,忽然看到网上报道某幼儿园流行"红眼病",孩子是不是也得了急性结膜炎这个病呢?乐乐妈妈赶紧把孩子抱到我们医院眼科,眼科医生对她说,孩子没有畏光,无眼痒眼痛现象,眼睛分泌物也不多,不像是结膜炎,建议乐乐妈妈再去儿科看看。乐乐被抱到了我们儿科门诊,门诊医生查看了乐乐,建议他们立即住院,医生告诉乐乐妈妈,孩子不像是"咽结合膜热",而更像是"川崎病",这种病有可能损害到孩子的冠脉,得赶紧住院检查。

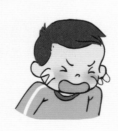

经B超检查，孩子确诊为"川崎病"，孩子除了冠脉发生了扩张，心肌也受到了损害。

　　乐乐妈妈看到这个结果，吓得哭了起来。她对我说，一个看似简单的"红眼"怎么会变成这么严重的一个病，这个病平时连听都没有听说过？

　　我对乐乐妈妈耐心地解释了起来。"红眼"只是一种症状，很多病都会发生"红眼"，在我们儿科，除了"咽结合膜热"和"急性结膜炎"以外，还有一种病叫"川崎病"也会发生结膜充血现象，该病也叫"皮肤黏膜淋巴结综合征"，常常和病毒诱发有关。因为该病典型症状是逐渐出现的，加上相对少见，很多时候，非专科医生会想不到这个疾病。

　　下面向家长们简单介绍上面说的三种引起"红眼"的病，帮助家长鉴别诊断一下。

急性结膜炎

　　民间称"红眼病"专指这个病，是由某些病毒或细菌感染引起的，"红眼病"很少发热。如果是细菌感染，孩子结膜充血非常明显，并伴有脓性分泌物为特征，同时有异物感，烧灼刺痛，轻度畏光等症状。孩子早上起床后分泌物可粘住上下眼皮，双眼难以睁开。病人眼的分泌物有很强的传染性，可通过毛巾、脸盆、玩具传播。可造成广泛流行。孩子红眼后，可以问问孩子班级里有没有类似孩子，如有流行，更好确诊。孩子红眼时，洗漱用具必须和家人严格分开。按医嘱要求按时给孩子点滴眼药水。

小儿咽结合膜热

小儿咽结合膜热是由腺病毒中的两种类型3型和7型引起的一种病毒性疾病。以5~7岁儿童多见，可出现发高热、咽喉发炎、眼睑红肿及结膜充血的症状，耳后、双侧颈及颌下淋巴结肿大。病程在3~5天，也有长达7天。小儿咽结合膜热确诊后应适当休息、多饮水，常常不到一周就好了。孩子"红眼"，无烧灼感，分泌物少，不需要特殊处理。

川崎病

多发生于婴儿。是一种以全身血管炎变为主要病理的急性发热性出疹性小儿疾病，由于本病可发生严重心血管病变，引起人们重视，近年发病增多，目前认为川崎病是一种免疫介导的血管炎，有人总结该病特征是"草莓舌，兔子眼，冠脉扩张川崎病"，发热超过5天不好，需要做心脏B超确诊。

孩子出现"红眼"，尤其是合并发热的"红眼"，家长不能大意，一定要到医院儿科就诊。

小贴士

确诊为川崎病后需要住院治疗。入院后经过对冠状动脉检查可能会使用一些阿司匹林、γ球蛋白预防血液黏稠以及冠状动脉瘤的形成。一般经过3周至1个月的治疗基本可以出院。

现在对于川崎病的检查和治疗都有了很大发展，这种疾病已经不像以前那么恐怖，但是在宝宝出院后还要进行定期检查，遵医嘱进行服药。

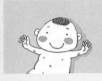

教你看疹识病

当孩子生病时，忽然出现全身皮疹，是先看皮肤科，还是看儿科，抑或看传染科？

面对这个问题，不少家长很迷惑。先看哪个科，要和孩子得的是什么病有关。很多病都会出皮疹。皮疹是全身性疾病的体征之一，也是诊断某些疾病的重要依据。在我们医院，是这样初步划分的，非传染性疾病，比如过敏性紫癜，血小板减少性紫癜在儿科看；湿疹，急性荨麻疹在皮肤科看；而传染性疾病如水痘、猩红热、麻疹、手足口病在传染科看。当然这也不是绝对的，很多时候，我们三个科之间会相互会诊，协助诊治。如果家长不能判断，可以首选皮肤科或儿科，他们会再根据情况给你进一步的建议。

皮疹形态多样，有斑疹、斑丘疹、丘疹、出血性皮疹、脓疱、风团，等等。可是每种皮疹都没有诊断某种病的特异性，就是说同一皮疹可见于不同的疾病，而同一疾病有可能出现不同类型的皮疹。

医生都可能判断不清楚，家长们怎么判断孩子是什么病呢？技多不压人，我们掌握一些常见病常识并不多余，可以减少孩子被误诊的机会，同时可以针对孩子的疾病更合理地护理孩子。下面总结一下几种儿童常见的带有皮疹的疾病，家长们了解一下。

"四世同堂"是水痘

水痘是水痘带状疱疹病毒引起的传染病。以婴幼儿和学龄前儿童发病较多，6个月以下的婴儿较少见。典型的皮疹首先出现于头皮、面部或躯干。最初的皮疹为红色斑疹，瘙痒明显，然后发展为充满透明液体的水疱疹。一两天后，透明的液体变浑浊，疱疹出现"凹脐"现象，然后结痂。此时，其他部位的皮肤上会依次出现类似皮疹。因为身上会同时存在不同时期的皮疹，所以我们戏称水痘为"四世同堂"。

孩子患水痘后大多病情缓和，很少有并发症，常在7～10天内自然痊愈。水痘导致的瘙痒是孩子很难忍受的事情，对水痘的护理很重要。要修剪孩子的指甲，年龄小的孩子可以戴连指手套，以防孩子抠烂皮肤。出疹期要让孩子卧床休息，多喝水，吃营养丰富、容易消化的食物，忌吃辛辣的食物和鱼虾。孩子的内衣要每天换洗。

"鸡皮疙瘩"猩红热

猩红热是由A组溶血性链球菌引起的传染病。5～15岁儿童多见。猩红热的皮疹多在发热第二天出现，最先出现在颈部、腋下和腹股沟等处，24小时内会遍布全身。在全身皮肤弥漫性充血潮红的基础上，有均匀密集的红色小皮疹广泛分布，看着像鸡皮疙瘩，摸上去像砂纸，用手按压红疹会消退，放开手后红疹又会出现。此外，孩子还有"杨梅舌"（红肿的舌乳头突出于白苔之外）、口周苍白圈（面部皮肤潮红而口鼻周围皮肤发白）、帕氏线（皮疹在折皱处如腋窝分布密集并伴有出血点，形成明显的横纹线）等症状。

猩红热的皮疹皮肤瘙痒不明显，不用特殊护理。但少数孩子在病后2～3周容易发生急性肾小球肾炎，所以病后每周给孩子化验一次尿液很重要。

麻疹畏光出疹晚

　　麻疹，是由麻疹病毒引起的急性呼吸道传染病，6～5岁小儿发病率最高。早期很像普通的感冒，通常在孩子发热后3～4天才出现，所以很容易误诊。皮疹开始为稀疏、不规则的红色斑丘疹，疹间的皮肤正常。皮疹最早出现在耳后、颈部，沿着发际边缘发展，24小时内遍及面部、躯干和上肢，第三天继续往下蔓延至下肢和足部。麻疹消退后，皮肤留有糠麸状脱屑以及棕色色素沉着，7～10天痊愈。典型麻疹常合并眼部充血、眼睑水肿、眼泪增多、下眼睑边缘处有一条明显的充血横线等较明显的特点。

　　生病后要卧床休息，如果有畏光症状，房间的光线要调暗。患病期间孩子对维生素A的需要量增大，应补充维生素A。

热退疹出"幼儿急疹"

　　幼儿急疹，又称婴儿玫瑰疹。6个月至2岁的婴幼儿常见，致病病毒不明。特点为无明显诱因突然出现高热，体温达39℃～40℃或更高，呈稽留热或弛张热型，持续3～4日后体温骤降，退热时出现皮疹，是本病的主要特征。皮疹为玫瑰色斑丘疹，直径约3毫米，不痒，皮疹由颈部和躯干开始，1日内迅速散布全身，以躯干及腰臀部较多，面部及四肢远端皮疹较少，肘膝以下及掌跖部多无皮疹。皮疹数小时后开始消退，1～2日内完全消失，不脱屑，无色素沉着。

　　本病一般症状较轻，多数为良性经过。生病期间适当增加饮水量，忌食生冷油腻。无有效预防方法。不需要隔离。

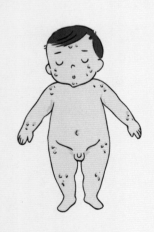

瘙痒难耐荨麻疹

小儿急性荨麻疹发病十分突然，可在一瞬间内皮肤异常刺痒，随着痒感和搔抓迅速出现大小不等，形状不一红色、苍白色的风疹块；有的为环状，也可互相融合成大片，约10分钟到几小时内很快消退，不留任何痕迹。多数患儿除皮肤奇痒外，没其他不适感；少数患儿内脏受累出现发热、头疼、气憋、恶心、呕吐、腹泻、腹痛等不适；重时有面色苍白、呼吸困难、血压下降等休克表现。

引起荨麻疹的原因

引起荨麻疹的原因很多，细菌、病毒、寄生虫、花粉、食物都可以成为过敏原，如婴儿以母乳、配方奶、奶制品喂养为主，可引发荨麻疹的原因多与配方奶及奶制品的添加剂有关；婴幼儿开始增加辅食后，鸡蛋、肉松、鱼松、果汁、蔬菜、水果都可成为致敏因素。

学龄前期及学龄期儿童，往往喜欢吃零食，零食种类及正餐食品较多，因此食物过敏的机会增多，诸如果仁、鱼类、蟹、虾、各种冷饮、饮料、巧克力等都有可能成为过敏原因；2～7岁的小儿缺乏自制能力，到室外、野外、树丛及傍晚的路灯下，往往易被虫咬，或与花粉、粉尘、螨及宠物如猫和狗的皮毛等接触，它们均易成为过敏的原因。儿童期及幼儿期的小儿抵抗力偏低，容易患各种感染，因此化脓性扁桃腺炎、咽炎、肠炎、上呼吸道感染等疾病一年四季均可成为荨麻疹的诱发因素。年长儿、青少年开始对药物尤其对青霉素容易过敏引发荨麻疹。

有关皮疹的疾病很多，上面只是介绍了常见的几种。有孩子的父母可以通过医学教材、网络获取更多的内容，当然最重要的是别忘了寻求皮肤科医生的帮助。

"手足口"处有皮疹

手足口病是一种儿童传染病，可引起手、足、口腔等部位的疱疹，少数患儿可引起心肌炎、肺水肿、无菌性脑膜炎甚至死亡。近几年有暴发流行。手足口病是由肠道病毒引起，其中以柯萨奇病毒A16型和肠道病毒EV71最为常见。多发生于春夏季，5岁以下儿童发病率高。轻症患者早期有咳嗽流涕和流口水等类似上呼吸道感染的症状，有的孩子可能有恶心、呕吐等反应。发热1~2天后开始出现皮疹，通常在手足、臀部出现，或出现口腔黏膜疱疹。大多数患儿在一周以内体温下降、皮疹消退，病情恢复。但重症患者病情进展迅速，在发病1~5天左右出现脑膜炎、肺水肿等，可致死亡。

怀疑该病后应该迅速就医，确诊后家长应在医生指导下用药，同时密切观察患儿皮疹以及病情变化，如精神差伴有呕吐，需迅速住院治疗。

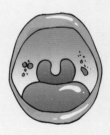
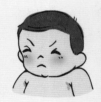

第一章
孩子生了病，
家长怎么办

第二章
让孩子少生病
的智慧

第三章
做孩子的保护神
——孩子常见疾病防治法

第四章
孩子怎样吃药
效果才好

第五章
儿科医生给家长
的心里话

如何帮助患了糖尿病的孩子

一天下午，一个中年妇女到病房找我。我以为是带孩子来看病的。没想到她说："我们是特地来感谢你的。孩子看了你给他买的书后，非常听话，每天都按时打针，最近血糖控制得很好，也长胖了很多。孩子说，他想来看一眼给他送书的医生……"

我转过头去看那个孩子，是个十三四岁的大男孩。他有点不好意思的样子，远远地站在病区的门口，望着我，没有说话，只是冲着我微笑。

看着他们远去的背影，我非常高兴。是那本书救了孩子吗？我想，不全是，是孩子自己……

那是个被诊断出一型糖尿病的孩子，需要终身用胰岛素替代治疗。几个月前，孩子住到了我们医院。孩子曾经在其他医院住院很多次了，住院的原因是血糖控制得不好，发生了酸中毒。控制不好的根本原因是孩子不好好配合治疗。按照医生的医嘱，孩子每天都要皮下注射胰岛素，可是孩子不能坚持。家长稍微不留神，孩子就逃避打针了。有时候说得多了，孩子就跟家长发脾气。为了这孩子，孩子的妈妈没少掉眼泪。这次孩子住到我主管的病床上，我看到了，孩子很痛苦，也非常有情绪，经常和妈妈发生口角，甚至不配合护士打针。我虽然给孩子做了一些心理疏导，可是，效果不大。

189

一个好的医生，除了有很好的医术以外，还应该是一个很好的心理医生。可是实际工作中，临床和心理是分家的，是两个科室。我们虽然学过心理学，可是非常肤浅。我在想，怎么才能帮到这样的孩子呢？

中午吃完饭，我路过一家医学书店，走进去看了看。我忽然发现里面有许多有关糖尿病的科普书籍。有一本名叫"享受健康人生糖尿病细说与图解"，我翻看了一下，感觉写得很不错，通俗易懂，里面还有鼓励病人长期治疗的寓言和故事。我忽然觉得，应该把这本书送给这个孩子，或许会给他一些帮助。买了书，我在书上写了几句话："这本书送给你，我相信你是一个勇敢的孩子。"然后签上了我的名字。回到病区，我把书送给了孩子，没有想到，效果出奇的好，孩子没有了情绪，非常配合我们治疗，后来顺利出院了。再后来，就发生了上面说的故事。

儿童糖尿病一旦确诊，需终生替代治疗，一般不能治愈。作为家长，我们怎样做呢？

和孩子一起勇敢地面对疾病是关键

家长应该为孩子找固定的医生，让孩子认识到这是什么疾病，怎么治疗并且定期随访。帮助孩子建立长期与疾病斗争的信心和勇气。可以在书店里为孩子挑选几本有关糖尿病的科普书以及一些励志的书籍。

上学的病儿应该学会自我注射胰岛素

对于只需早、晚两次胰岛素注射的孩子，学校里可以不用注射胰岛素，这是比较理想的方案。如果经济条件允许，可以考虑给孩子安装胰岛素泵，省去天天打针的烦恼。

教会孩子对低血糖现象早期识别以及急救的方法

孩子随身需携带一些糖果或零食。当孩子出现饥饿感、虚弱、出汗、心慌等症状时，提示出现低血糖反应，应马上补充含糖食品或饮料。另外，由于糖尿病病人小便频多，再加上运动出汗失水，所以，患儿上学时还要把水备足，以便及时补充水分。

将病情告知老师，以取得老师的理解和帮助

上体育课时，尽量避免做剧烈的运动，可在老师指导下，选择强度低一些的运动（如慢跑、游泳等）。此外，患儿还要随身携带一张卡片，上面写有自己姓名、家庭住址、家人联系电话、病情及用药情况、就诊医院、主治医师等相关信息，以备不时之需。

患儿的饮食主张少量多餐

根据需要患儿可在上午或下午课间少量加餐。另外，如果患儿中午在学校就餐，一定要注意定时定量，切不可暴饮暴食。

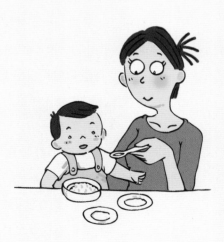

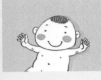

孩子发热，教你几招

孩子发热，是最常见的现象。不少家长看到孩子发热，就心慌意乱。孩子发热时，我们是不是要马上去医院呢？下面给家长们介绍一些应对发热的办法，大家参考一下。

家长如何应对孩子发热

1.量体温：如果温度不超过38.5℃，先不用处理，多给孩子喝水。

2.观察精神和脸色：如果孩子发热时，精神很好，能吃能玩，面色不差，温度未超过38.5℃，可以暂时不用退热药物，先选择物理降温。

3.物理降温的方法是：如果孩子没有寒战怕冷的表现，只是温度很高，护好前后心，把四肢裸露出来，用低于体温的温水，擦拭头颈和四肢。不要选择酒精和冰块（对孩子刺激大，会有不适感觉），也不要推荐使用市面所谓的"冰冰贴"（类似凉毛巾的作用，没有多大价值）。

4.可用葡萄糖粉自配葡萄糖水（5~10克加100毫升水），少量频服，即可补充能量，又帮助利尿，有辅助退热的作用。

5.准备开塞露一只，如果孩子发热当天或几天没有大便，即使近几天吃得不好，也可用一次，排除体内积存的食物残渣，利于退热。

6.发热时不要给孩子吃油腻的食物，以清淡为主，如果是小婴儿，不饿不要硬喂，暂时停掉鸡蛋等不容易消化的辅食。

正确看待发热的两面性

发热有好处也有坏处，先说说坏处。发热能使小儿神经兴奋性增高致烦躁、哭闹，6岁以下儿童，尤其是6个月～3岁阶段，有发生热性惊厥的可能。极度身体衰弱或患有严重肺炎或心血管疾病的儿童，会因发热增加氧耗量和心脏输出量而受到损害。发热高于42℃时，能导致神经系统损害。所以一般来说，临床上通常建议以38.5℃为界限，高于此口服退热药（如果孩子有高热惊厥的病史，要及早地用退热药口服）。

发热的好处是机体免疫系统为了抵御感染而产生的一种免疫保护性反应。发热时机体内的各种免疫功能都优于体温正常时，包括新陈代谢增快、抗体合成增加和吞噬细胞活性增强。这些免疫功能抑制病原体的生长、繁殖，有利于病人恢复。

所以过早地用药物强行降温，不但存在退热药本身的副作用，而且挫伤了机体的自然防御能力，支持了病原体的致病作用，使病程延长，并且可能因退热而掩盖了症状，造成原发病的诊断困难，延误治疗。发热只是症状，不能一味地使用退热药，去医院化验血常规是非常有必要的。

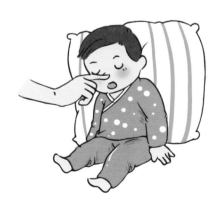

去医院前，家长们需要观察孩子的一些情况，把这些信息告知医生，便于他们帮助诊断发热的原因。

需要告知医生的信息

1	看身上有无皮疹或其他异常表现
2	看孩子有无腹泻情况，大便性状是什么样的，是发热前出现还是发热后出现的
3	看孩子的尿液有无异常的颜色
4	用手电筒看口腔黏膜有无红点或其他异常，嗓子有无化脓，舌苔是否厚，嘴里有无异味
5	最近要注意：了解周围人群有无"甲流"、"手足口"等传染病病史

关于宝宝生病的 问与答

 什么时候去医院最安全呢？

 通常，如果家长初步判断孩子发热是感冒引起的，症状不重，孩子能吃能玩，可以暂时不用去医院。出现以下情况，要立即去医院。

1.发热的同时伴有呕吐。

2.发热时，精神差，面色差。

3.发热时伴有腹泻，送孩子去医院的同时要及时把大便搜集带到医院。

4.小于2岁的孩子，发热1天以上高热不退的时候。

5.学龄儿如发热超过39℃，口服退热药后效果不佳，迅速带孩子去医院。

6.孩子第一次生病发热的时候。

性教育的**最大障碍来自家长**

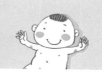

受传统观念的影响，我们碰到孩子性问题时总是有些不便启齿。确实，儿童性教育是个敏感而又不可回避的话题，它关乎孩子的身心健康与发展。

那天，我们组收了一个血尿待查的孩子。孩子13岁了，来自农村。按照常规，我们问完了病史，开了一些化验单。然后凭着临床经验考虑到，孩子一周前有感冒的病史，没有水肿和尿少，血压正常，经过一些检查后，最后这个孩子初步诊断：病毒性肾炎。

这个大男孩，看上去有些内向，每次问他哪里不舒服，他都摇摇头。陪同孩子的是父亲，看上去也是老实巴交的，每次看见我们，都憨厚地一笑。疾病治疗一周，孩子的病情没有好转，也没有加重。孩子的父亲有些着急地问我："孩子的病什么时候能好？我准备回去收麦子呀。"

我们的治疗对孩子没有明显效果，我觉得有点奇怪。我又仔细地看了看孩子的病历，肾脏B超等常规检查都提示正常。难道孩子的诊断有问题？

这天下午，一个实习生问我："刘老师，听说有个尿三杯实验，怎么做？"我忽然想起，那是个现在基本不用而且有些麻烦的检查尿液的方法，就对学生说，刚好有个血尿的孩子。你们按照我说的方法去做一下吧。学生化验后发现，三杯都有血，第一杯还有点脓细胞。结果提醒了我，怎么感觉是膀胱或尿道问题，可是孩子没有明显的尿急尿频现象呀？真是越来越糊涂。我们让孩子去做了个膀胱B超。结果出乎意料。里面有东西！什么东西在里面看不清楚。于是B超室医生让孩子憋好了尿，再次做了检查，里面有管状物，竟然是异物！

怎么回事？我去问孩子，孩子低着头不回答。我猜我是女大夫，孩子不好意思说，于是，我就让一个男大夫去问，这才知道了真相。孩子一周前感冒了，在家里打吊针。打完针，拿着输液管子玩，一个人在家休息，很无聊的时候，正值青春期发育的孩子恰好身体下面出现了反应，孩子出于好奇，竟然把一段输液管从尿道口一点一点地放了进去……原来是这样！

后来孩子被转到泌尿外科，医生取出来管子，孩子顺利出院了。

受传统观念的影响，我们碰到孩子性问题时总是有些不便启齿。确实，儿童性教育是个敏感而又不可回避的话题，它关乎孩子的身心健康与发展。随着社会的进步，家长们逐渐认识到对青春期的孩子进行性教育是非常重要的事情。然而，学校里没有这方面的专门课程，绝大多数父母也从来没有接受过系统的性教育，更不知该如何对自己的孩子进行性教育。或是教育的方法不当引起孩子的反感，使性教育无法进行。

教育专家说过一句话："性教育的最大障碍来自家长。有不少父母觉得，性问题不提也罢，以免引发孩子的好奇心，使他们想去尝试。其实，孩子并不是生活在'真空'中，与其因为好奇而导致不良后果，不如尽早让他们以一个良好的心态去面对。但是家长如果没有接受过正规的性教育，很容易导致对孩子的教育方式不得当。所以，第一步应该给家长补课，让他们能坦然地科学地对孩子谈性。"

关于如何和孩子科学地谈性，我推荐家长们购买胡萍老师写的两本书：为父母写的书《善解童贞》；为孩子写的书《成长与性》。胡萍老师，是我国最著名的儿童性教育专家，她曾经是一名儿科医生，后来专门研究儿童性健康教育和儿童性心理发展。目前，她经常在全国各地开展儿童性健康教育讲座。她写的书，通俗易懂，科学合理，有孩子的家长，值得一读。

第四章

孩子怎样吃药

效果才好

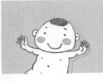

孩子**不想吃药怎么办**

有些家长喜欢给孩子喂一些大人的药物，认为减量吃就行，这是不正确的。具体能不能吃某种药物，一定要先问医生。

孩子吃完药就吐了，要不要再喂？中药和西药能不能一起吃？孩子一看见药就哭怎么办？

做妈妈的，都曾为孩子的吃药问题犯过难，发过愁。儿科医生的解答，能帮你解决这些难题。

孩子吃药后吐了，要不要再喂

要再喂一次。不用担心再喂一次会造成药物过量，因为呕吐通常是在孩子刚吃完药后几分钟到几十分钟内发生的，这时药物还没有被吸收或只吸收了很少的一部分。再者，常用药物都有很大的安全用药范围，常用剂量一般为中等剂量，而且是分次吃的，所以再喂一次也是安全的。

不小心吃了过量的药怎么办

如果是常用的感冒药、消炎药、维生素类，即使吃过了一倍的剂量也不用担心。在用药时有时会建议"首剂加倍"，这样可以迅速达到有效的浓度，避免药物在血液中迅速衰退。如果吃的药物相对安全，比如抗生素或维生素类，量不是特别大，可以多喝水，促进药物排泄，密切观察病情。如果吃的药量大大超过了安全倍数，孩子年龄较小，要赶紧去医院进行催吐、输液等治疗。

多大的孩子可以教他吞药片和胶囊

通常要等孩子上幼儿园大班后再教他吞药片，先从小片开始，前提是一定要在孩子高兴和愿意的时候教他，孩子不愿意就不要勉强。如果孩子被药片噎住或呛住，要赶紧拍背，停止训练，等孩子大些再试试。

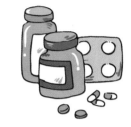

看见药就哭，药到嘴里就吐出来怎么办

现在药物品种越来越多，可以选择味道好、效果也好的药物，这样孩子比较容易接受。喂苦药时一定要耐心，不能打骂孩子。小婴儿可以买专用的喂药器；小一点儿的孩子可以采用"偷梁换柱"的方法，如在他玩的时候或给他喂果汁的中间插入药物，孩子可能不会注意到；大孩子要耐心劝说，并给予适当的奖励或鼓励。如果不是要求饭后服用的药，可以在孩子饿的时候喂，这时孩子的胃是空的，喂下去不容易吐出来。

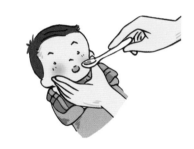

药能不能和牛奶、果汁兑到一起吃

除非一些说明书里注明了可以混着吃的，很多药物和牛奶、果汁混合后，可能会出现凝结现象，或者降低药物的治疗作用。加之喂奶与喂药同时进行会影响孩子的食欲，所以最好还是单独喂。药苦的话可以放少许白糖。

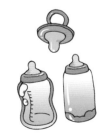

送药的水量是不是一定要按说明书吃

如果说明书要求了水量，一定要按说明喝，比如治疗腹泻的思密达（蒙脱石散），要求50毫升水冲一包，否则浓度不合适，起不到作用。大多数的药物没有注明水量，就可以根据情况自己掌握。小宝宝的胃容量有限，而且生病的时候胃肠功能不如平时，所以，用最少的水，把药喝下去最重要。

中西药能一起吃吗

中药和西药要岔开时间吃，因为中药里有许多成分会和西药发生反应。比如含有鞣质的中药如石榴皮、山楂、乌梅等不能和红霉素同时吃，因为鞣质中的某些成分与酶类及菌类结合后，会生成盐酸沉淀物，使药物难以吸收，影响疗效。岔开半小时或更长时间吃是比较安全的方法。

没有注明儿童用量的药可以给孩子吃吗

孩子不是成人的缩小版。孩子的肝脏、肾脏等"排毒器官"都不如成人，无论是中药还是西药，如果没有标明儿童用量，说明这类药物没有做过临床实验，安全性不明，家长更无法估计合理的用药剂量。有些家长喜欢给孩子喂一些大人的药物，认为减量吃就行，这是不正确的。具体能不能吃某种药物，一定要先问医生。

给宝宝喂药的十个"不要"

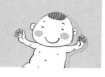

如果您的孩子实在是不好喂药，不妨和身边的妈妈们多交流一下，或许还能从她们那里学到一些更多的窍门。

如何给生病的宝宝喂药，妈妈们一定都有高招。下面总结一些喂药禁忌，写出来给家长们提个醒。

不要捏鼻子喂

有的父母给小孩喂药，不注意方法，孩子不张嘴，家长就捏鼻子硬喂，这种喂药办法危险性很大，人的气管和食管是并排挨着的，鼻子不能吸气，就只能通过嘴吸气了，这样就非常容易把药和水呛入小孩的气管，甚至可因气道被堵而使小孩窒息死亡。所以，给小孩喂药千万不能这样做。

不要在打骂下喂药

有些家长，没有耐心，看到孩子哭闹就心急上火，容易采取哄、吓、压或打的办法，其实喂药也有技巧，对小孩子，可以采用"偷梁换柱"的方法，如在他玩的时候给他喂果汁的时候，插入药物，孩子可能不会注意到。对于大孩子，要耐心劝说，并给予适当的奖励或鼓励，这些都是很重要的。

201

不要在饭后立即喂药

如今儿童药物，大多口感比较好，尽量选择孩子喜欢的药物剂型，如果必须要吃苦药（比如阿奇霉素），最好在孩子饥饿的时候先给他吃，孩子胃是空的，不容易把药物吐出来，相反如果饱食后喂药，孩子很容易把药和饭都吐出来。

不要用开水化药

有些家长着急，不等开水凉凉就开始冲药，其实这是很不合适的，许多药物，遇热后会变质，如活菌制剂（妈咪爱）用开水冲后就失去作用，所以家中时常凉点凉开水是很有必要的，对大多数的药物，还是用温水化开。

不要用蜂蜜水喂药

没有热开的蜂蜜里可能含有肉毒杆菌，会对孩子造成伤害，所以，要给药物里添加"佐料"还是用白糖比较好，但是吃完药物后最好用凉白开漱口比较好，不然长时间会形成龋齿。

不要在夜间喂药

孩子发热多在晚上，在给孩子物理降温的同时，通常只给孩子吃点退热药物就行了，第二天再吃消炎药等其他药。因为孩子夜间处于瞌睡状态，如果吃太多的药物，容易呕吐，肠胃不舒服导致睡不好，反而会加重病情。

不要将药物和牛奶混在一起喂

因为牛奶和药物的混合可能会出现凝结现象或降低药物的治疗作用，加之喂奶与喂药同时进行也影响孩子的食欲，最好还是单独喂服药物。

不要用过多的水喂药

最近电视上总在播放一个感冒药的广告，孩子发热了，妈妈马上拿出药物，倒入了一大杯水。其实这是错误的，那一大杯水化药，孩子怎么能喝完？因为小宝宝胃容量有限，而且生病的时候，胃肠功能不如平时，所以用最少的水，把药喝下去最好。

不要用大勺子喂药

用大勺子喂药，不容易掌握药量，一次喝不完不说，容易洒落，还容易呛住孩子，所以对于婴幼儿，还是使用滴管比较合适。可用喂鱼肝油的滴管，将药液吸满后，把管口放在婴幼儿口腔颊黏膜和牙床间慢慢地一点点滴入，要随着孩子吞咽的速度缓慢进行。对大一点的孩子，用小勺子，或买专用的喂药器比较好。

不要给小孩子喂大人吃的药物

一些孩子，平时体质好，家里很少备药，一旦孩子突然在夜间发热，有些家长就凑合，用大人吃的药物如阿司匹林给孩子吃，这是非常危险的，阿司匹林容易引起胃出血等，所以，家里准备一些常用药很重要，另外发热的时候，没有退热药其实可先用比体温低几摄氏度的温水降温，也可起到一定的效果。

总之，看似简单的喂药却有这么多的"窍门"，如果您的孩子实在是不好喂药，不妨和身边的妈妈们多交流一下，或许还能从她们那里学到更多的窍门。

抗生素不能与哪些中药为伍

中西药最好不要同时服用，相隔半小时以上服用是相对比较安全的服法。

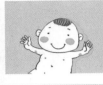

一周前，6岁的小明被确诊了支原体感染，大夫给开了"阿奇霉素颗粒"口服，可是，孩子吃了3天，仍然咳嗽，几乎没有效果。小明妈妈是我的忠实粉丝，她对我说，看你的文章说，如果支原体感染按照正规治疗三天无效果，要考虑有误诊的可能，问我是不是诊断有误，需要给孩子换药。我询问了孩子的病史，检查了孩子，然后看了化验单，小明支原体感染诊断正确，为什么吃了药没有效果呢？我问小明妈妈，孩子除了吃阿奇霉素，还吃了什么其他的药。小明妈妈说："孩子胃口不好，听说阿奇伤胃，吃药前，我总给他吃一个大山楂丸。"我一听，恍然大悟，我告诉小明妈妈："山楂是酸性的，削弱了阿奇霉素的作用，因为阿奇霉素在碱性环境里更好吸收。"

在儿童用药中，抗生素属于应用比较广的药物之一。它与中药合用时有很多讲究，有的中药可以说是它的天敌。即使是成人服药也要特别小心。

天敌1：鞣质

含有鞣质的中药不宜与很多种抗生素同服，如阿莫西林、红霉素、氯霉素、林可霉素。

因为鞣质是一种复杂的多元酚化合物，分子中的某些成分与酶类及菌类结合后，会改变酶类和菌类的性质。所以，含有鞣质的中药与红霉素、氯霉素等抗生素同服，会生成盐酸沉淀物，使药物难以吸收，影响疗效。

含有鞣质的中药：地榆、石榴皮、山楂、乌梅、儿茶、金樱子、五倍子、大黄、诃子、虎杖、仙鹤草等。

天敌2：钙质

含钙的中药不宜与氨基糖苷类抗生素同服，如庆大霉素、妥布霉素、奈替米星等。

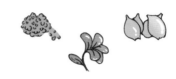

氨基糖苷类抗生素与钙离子结合后，会增加氨基糖苷类药的神经毒性。此外，中药川乌、草乌、附子，中成药小活络丹、三七片、元胡止痛片、黄连素片等与链霉素、庆大霉素、卡那霉素等药物合用时，也可能增强对听神经的毒性，导致耳鸣、耳聋。

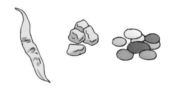

含钙的中药：龙骨、牡蛎、海螵蛸、鹿角、枸杞。

天敌3：金属离子

含金属离子的中药及其制剂不宜与诺氟沙星合用。

牛黄解毒片由牛黄、大黄、黄柏、黄芩、连翘等配伍而成，内含硫酸钙，与诺氟沙星同服，钙离子与诺氟沙星结合会形成钙络合物，使药物的溶解度下降，肠道难以吸收，降低疗效。所以，两者不宜同服，必要时可间隔2～3小时后分服。

含金属离子的中药：牛黄解毒片。

特别提醒：诺氟沙星、牛黄解毒片都不适合孩子服用。家长自己在服用这两类药时需要注意。

天敌4：有机酸

含有机酸的中药及其制剂不宜与磺胺类药物和大环内酯类抗生素（如红霉素）合用。

含有机酸的中药如与磺胺类药物配伍，会使尿液酸化，降低磺胺类药的药效。也不能与红霉素配伍，红霉素在酸性环境中不稳定，当pH<4时，红霉素几乎完全分解失效。

含有机酸的中药：乌梅、五味子、蒲公英、山楂、山茱萸、女贞子、山楂丸、保和丸等。

天敌5：穿心莲

含有穿心莲的中药不宜与螺旋霉素合用。

穿心莲近几年在抗感染疾病中应用较多，它能通过促进白细胞吞噬功能而起到抗感染的作用。但穿心莲不能与螺旋霉素同用，因为合用会抑制穿心莲促进白细胞吞噬的功能，抑制药物疗效。

代表药：穿心莲

无论是中药还是西药，都具有利、害两重性，在不了解中药配伍禁忌的情况下，不要在服西药的同时自行增加中药制剂。在应用药物时，一定要详细阅读药物说明书。中西药最好不要同时服用，相隔半小时以上服用是相对比较安全的服法。

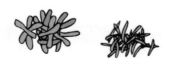

儿童常用药，储存有"七怕"

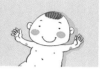

一般来说，药物说明书上都会标注有储存方法。买回来药物后，要记得好好看看说明书，按照说明书的指导，正确使用和保存药物。

小明咳嗽了，奶奶给孩子拿出了一瓶一个月前买的止咳糖浆。看到没过保质期，奶奶就给孩子喝了。孩子吃了三天，咳嗽没好，还拉起了肚子，这是怎么回事？

药物储存有一定的技巧呢，我给家长们总结一下。

怕微生物的药物

为了迎合孩子的口味，相当一部分给孩子吃的药都被做成了糖浆，比如小儿止咳糖浆等。这类药物中，因为加入了糖，孩子喜欢吃，可细菌也很喜欢。如果盖子拧不紧，细菌就容易进入并滋生。所以，服用糖浆药物，不要让孩子用嘴直接对着瓶子喝，而要先按刻度倒到碗里或杯子里。用完后要拧紧盖子。同时最好在短期内服用完。如果一次生病没有喝完，即使没有过期，超过两周，也不推荐再给孩子服用了，给孩子再买瓶新的吧。

207

怕虫子的药物

中药制剂相对西药安全，许多家长喜欢给孩子买一些保存起来。这些被做成膏、丹、丸、散的中成药非常容易招来小虫子，因为蜂蜜是做这些制剂常用的添加剂。在天气暖和的时候，中药一定要保存在冰箱里的密闭盒子里，所以最好一次别买太多。

怕阳光晒的药物

西药大都是化学制剂，阳光中的紫外线会加速药物变质。特别是维生素类和抗生素类药，遇光后颜色会改变，药效也会降低，甚至会变成有毒的物质。比如最常用的维生素C片剂，变质后会变成淡黄，服用后就会使人产生胆结石。孩子常用的鱼肝油也很怕光，遇光后药效会降低。这类药，一定要放到深色的瓶子里，吃前要查看一下药物的颜色有无变色。

怕潮湿的药物

代表药物：阿司匹林

有些药物非常容易吸收空气中的水分，比如阿司匹林就是一种易吸潮的代表药。它吸潮后会分解成水杨酸和醋酸，具有强烈的酸性，对胃的刺激性大大增加，严重的还会导致胃黏膜出血。

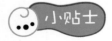
小贴士

为了适应小孩的特点，我们开发了很多种类的药物，以方便宝宝服用。包括糖浆类、粉状制剂以及栓剂等，在保存时，也应该根据各种药物的特性选择保存方法。另外要引起重视的是，药物一定要放在宝宝无法接触到的地方。

怕热的药物

药物的化学反应会随温度的上升而加快，温度每上升10℃，化学反应速度就加快2~4倍，因此一般药物都应该放在20℃以下的地方保存。而一些特殊的药物，比如抗病毒的干扰素、增加免疫力的丙种球蛋白等，应该放在2℃~15℃的冰箱冷藏室内保存，否则容易降低药物的功效，甚至发生变质。

怕烫的药物

孩子常用的药物中，有两类最怕热水烫。一类是助消化的酶类，比如小儿胃蛋白酶，多酶片。另一类是治疗腹泻的益生菌类药物，比如妈咪爱、金双歧。这两类药物，前者是蛋白质成分，高温下就凝固坏死了。后者是有益的微生物，高温会把它们烫死。所以，吃这两类药要用温水送服，并且注意低温保存。

怕冷的药物

不是所有的药物都需要低温保存的。比如小儿止咳糖浆、抗感冒糖浆，如果放到温度过低的冰箱里，会降低药物的溶解度，出现所服的药物和标注的药物浓度不符合的情况。还有皮肤外用的乳膏剂，如果温度过低，会导致基质分层，影响药物的均匀性和药效。因此这类药放在室温下保存就可以了。

一般来说，药物说明书上都会标注有储存方法。买回来药物后，要记得好好看看说明书，按照说明书的指导，正确使用和保存药物。

209

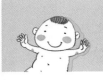

儿童用药的7个"不宜"

所有的药物都有它的配伍禁忌，家长在用药之前一定要先看说明书，看清药物的服用方法，尽量避免多药连用。岔开时间吃药（比如隔开半小时以上再吃另一种药物），是相对安全的一种方法。

"大夫，我孩子腹泻，吃了医生开的蒙脱石散没有任何作用，都吃了三天了，没有见到一点效果，你说这药是不是骗人啊？"一天我上门诊，一个家属面带愠色地对我说着。

"这个药，你怎么给孩子喂的？"我问。

"担心孩子不吃药，我加到牛奶里给孩子喂了，怎么，有问题吗？"家长疑惑地问我。

"是的，这个药物必须空腹，单独喂，还要有一定的配置浓度。你方法错了，所以没有起到效果。"我给家长解释道。

"原来是这样！"

很多家长给孩子喂药前，不喜欢看说明书。其实，我们给孩子使用的药物中，很多都有特殊要求。我总结一下常用的几个药，供家长们参考。

不宜和抗生素同服的药物

活菌制剂，例如妈咪爱、金双歧等不宜和抗生素同服。活菌制剂不能用开水冲，这个家长大多都知道，可是，它们同样不能和抗生素合用，因为抗生素会将活菌破坏，降低其活性，所以，给孩子喂这类药时，一定要和抗生素岔开吃。

不宜把胶囊打开吃的药

带胶囊的药物（如抗感冒胶囊、抗生素胶囊等）不宜把胶囊打开。胶囊剂的囊壳不但可以掩盖药物的不良味道，提高药物的稳定性，还可延缓药物的释放和定位释放，提高药物的生物利用度，尤其许多小孩子不会吞咽胶囊，所以，这类药通常只适合大孩子和成人。

不宜弄碎吃的药

肠溶类药物和缓释片类药物，例如肠溶阿斯匹林和茶碱缓释片，不宜弄碎吃。阿斯匹林是治疗儿童川崎病等最常用的药物，肠溶型的经过特殊加工，进入人体后是要求在肠道慢慢被溶解的，如果压碎了，药物在胃中就被破坏了，达不到预期的效果。所以，临床上，我们常不选用这种剂型的药物。我们选用放到水中迅速溶解的泡腾片这种剂型。还有治疗儿童哮喘的茶碱缓释片或其他缓控释片，一般也不推荐压碎，这类药物也是特殊加工，被放入了特殊的"囊库"里，从而保证药物的慢慢释放，所以这类药物不推荐压碎了给孩子吃。

不宜加水太多的药

蒙脱石散是治疗儿童腹泻常用的药物,它的原理就是在胃肠道黏膜表面形成一层"保护膜",从而防止细菌的入侵,但是这种药物要求一定的浓度,如果被放入过多的水,药物被稀释了,就不能形成保护膜了。配制这类药要严格按说明,而且要求空腹的时候给孩子喂。

不宜长期吃的药

是药三分毒,所有的药都不能长期吃。家长们需要注意的是维生素和矿物质类也不宜长期吃,例如维生素A和葡萄糖酸锌等,不能长期吃。

一些家长以为这类药物是"营养药",吃多了不要紧,其实,这类药物也必须按规定的适应症、用法用量服用,否则也能引起不良反应。例如长期大剂量服用维生素A、维生素D,会引起发热、腹泻、中毒;大剂量静脉注射维生素C引起静脉炎、静脉血栓。锌吃多了,会引起腹泻,呕吐甚至胃出血。钙给补充过多会引起便秘、高钙血症等。

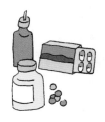

不宜购买的药物

在我们国家，抗生素药物的管理还不是非常严格，在一些药店，不用处方，也能随意购买。青霉素类和头孢菌素类抗生素类是不能随意吃的。如果孩子从来没有用过这类药物，即使孩子不打针，吃这类药物之前，也应该先做皮试，如果皮试阴性，才可以给孩子吃这类药；曾经用过这类药没有过敏，隔很长时间再用这类药物时，也要小心，对于过敏体质的孩子更为重要，如果孩子身上出皮疹了，一定要马上停止口服，并迅速就医。

不宜使用的药物

抗病毒药物（代表药：利巴韦林、更昔洛韦等）在没有医生的指导下不宜轻易使用。抗病毒药物是儿童常用的药物，可是它的副作用是引起白细胞降低。不少家长看到孩子感冒，凭借经验知道是病毒感染，可是如果在不给孩子查血常规的前提下使用，非常危险。不少孩子病毒感染本身会导致孩子的白细胞减少，如果此时再服抗病毒药物，如同雪上加霜，会引起"白细胞减少症"，白细胞是人体的"防御士兵"，白细胞减少，细菌长驱直入，容易继发非常严重的细菌感染。

所有药物都有它的配伍禁忌，家长在用药之前一定要先看说明书，看清药物的服用方法，尽量避免多药连用。岔开时间吃药（比如隔开半小时以上再吃另一种药物），是相对安全的一种方法。吃药前要遵医嘱，不要私自用药。

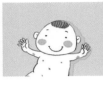

给不同年龄段的孩子
购买合适的药物剂型

给小孩子购买药物时，不但要好好看说明书，选择适合孩子年龄段的药物，还要注意选择大厂家，药效好，口感好的药物，买药千万不能只图便宜。

"大夫，我把成人的药减半给孩子吃，你看行不行？"

在门诊，我经常听见有家长这样问我，我总是摇摇头，对他们说："孩子不是成人的缩影，以后不能那样给孩子吃药。孩子的药物是按千克体重算的，一定要买适合孩子年龄段的剂型，这样，吃起来最安全。"

目前市场上流通的儿童制剂，主要有片剂、胶囊剂、溶液剂（口服液）、颗粒剂和贴剂等，其中近八成为颗粒剂。粗略地说，6岁以下的孩子，比较适合口感好些的颗粒剂。而6岁以上的孩子就能口服片剂甚至胶囊剂了。下面介绍一些适合不同年龄段孩子的代表药物（主要针对感冒时用药和消炎药），供家长们参考。

1岁前，溶液剂

从理论上说，只要是能溶于水的药物，小婴儿都能用，但是目前市场上缺乏小于1岁以下的药物，就拿常用的感冒药物来说，许多感冒药物只标明了1岁以上孩子的具体用量，1岁以下的却只注明了请咨询药师，这让家长们很头疼。而上海强生制药公司出品的抗感冒药艾畅滴剂就标明了小婴儿的具体用量（每千克体重0.1毫升/次，3~4次/天）。所以给小于1岁的小婴儿购买药物时，一定要看说明书上是否有具体的用药方法。

1～6岁：颗粒剂

颗粒剂又称冲剂或干糖浆，是近几年发展较快的一种剂型，因为药物里添加了一些口感好的添加剂，所以降低了孩子惧怕吃药的比值。但是同一类药物，厂家有很多，其产品的质量，添加剂的种类也千差万别。一些药物，尽管标明"水果味"的字眼儿，可是吃起来还有些苦，所以，并不是所有的颗粒剂都能让小孩子乐意地服下去。美国礼来公司生产的抗生素希刻劳颗粒在一些大医院销量很好，尽管它的价位较高，可是药物是草莓味，没有怪味道，小孩子很乐意接受，而且最重要的是，和一些同类国产药物相比，其口服后进入血液的药物浓度最高，所以其抗菌效果相对比较高。希望我们的国产药物也能早日生产出类似的产品。

6～12岁：片剂

代表药：阿奇霉素

颗粒剂依旧适合6岁以上的孩子，可是颗粒剂有个缺点，因为添加了东西，其每包药物含量偏低，价位也高。比如治疗儿童呼吸系统疾病的常用的抗生素阿奇霉素，以辉瑞制药有限公司的阿奇霉素为例，其颗粒剂是每盒43元（6包，100毫克/包）；而片剂装72元（6片，250毫克/片），含量大大增多，但价位降低了。如果给大孩子吃药，原先小时候能喝一周的药物，现在却只能喝两天了，每次还要喝两三包。所以，6岁以上的孩子，上学后渐渐懂事了，家长们应该开始训练孩子吃片剂（可以用刀片分割成小片，分次咽下）甚至胶囊剂了。这样，买药的花费就大大降低了。

12岁以上：胶囊剂

代表药：阿莫西林胶囊

胶囊剂可掩盖药物的苦味及特殊异味，还可提高药物的稳定性及提高药物的生物利用度，价位相对偏低，但是国产的阿莫西林胶囊大都个头比较大，又不建议拆开喝，许多孩子难以下咽。所以胶囊相对比较适合大孩子服用。但是要注意，不是所有的药物都适合孩子。在临床中，我们发现，渐渐走进青春期的孩子，其个头甚至超过了家长，一些家长不好意思带孩子看儿科了，也自以为是地给孩子吃成人的药物，其实这是不安全的。比如治疗腹泻的诺氟沙星胶囊就不适合孩子吃，因为会影响骨骼的发育。从科学的角度来看，16岁以下的孩子还应该看儿科，其肝肾功能还未发育到成人的标准，所以还是要选择标明了儿童能吃的药物。

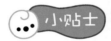

以上介绍的都是一些常见疾病的口服药物的剂型，其实，许多特殊疾病还需要通过呼吸道、下消化道或皮肤用药的其他剂型药物。使用一些比较特殊用法的药物时，家长们一定要仔细询问医生，安全合理地使用非常重要。给小孩子购买药物时，不但要好好看说明书，选择适合孩子年龄段的药物，还要注意选择大厂家，药效好，口感好的药物，买药千万不能只图便宜。

孩子有病，要按时间吃药

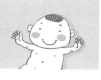

说起给孩子喂药的时间，不少家长不喜欢看说明书。以为药物吃到肚子里就行了。其实，这种想法是错误的。按时间合理用药，药物不但发挥最大的效能，减轻药物的毒副作用，而且减轻经济损失，促进疾病的恢复。

那还是我刚当妈妈时发生的一件事情，让我记忆犹新。

我儿子是早产儿，肠胃不好，稍微吃得不合适，就出现呕吐现象。我咨询了身边的教授，建议用吗丁啉治疗一下。这个药，我平时没有用过，也没有仔细看说明书。一天，我看到儿子吃完了奶，有点快吐了的样子，赶紧给儿子吃了吗丁啉。没想到，儿子吃完，不停地哭闹，不一会儿，吐了起来，比平时还吐得厉害，我正在疑惑中，父亲拿起药物说明书看了看，批评我太粗心，因为我把吃药时间弄错了。吗丁啉应该在孩子空腹的时候，饭前20分钟左右服用。如果腹中有食物，吃了吗丁啉，反而会导致肠痉挛，起了反作用。

说起给孩子喂药的时间，不少家长不喜欢看说明书。以为药物吃到肚子里就行了。其实，这种想法是错误的。如今，随着时辰药理学的发展，人们发现，药物的合理服用时间，须根据各种药物的理化性质，药物在体内分解过程，服用目的以及生物节律特点而定，也就是说，不同的药物，在不同的时间服用，它的作用是不同的。针对病情选择最佳给药时间已经成了研究趋势。按时间合理用药，药物不但发挥最大的效能，减轻药物的毒副作用，而且减轻经济损失，促进疾病的恢复。下面介绍一些儿童常用药物的服用时间和注意事项，供家长们参考。

饭前服用

1.助消化药物：如胃蛋白酶、鸡内金、乳酸菌素等应在饭前10分钟左右服用，这样的服法可以促进药物与食物充分混合，促进消化，增加食欲。

2.胃黏膜保护剂，如思密达、果胶铋等应该在饭前半小时服用，能在胃中形成一层保护膜，避免食物刺激。

3.胃肠解痉药（如颠茄合剂）、胃肠动力药（如多潘立酮、西沙比利），多在饭前服用，胃中食物较少，利于药物吸收，发挥药物作用。

4.一些无刺激性的中成药，如六味地黄丸，适宜在饭前空腹时服用。

5.抗生素：抗菌药物中多数药物的吸收受食物影响，空腹服用生物利用度高，如青霉素类、头孢菌素类、喹诺酮类等。另外，在深夜做青霉素皮试，过敏反应比白天强烈，所以，夜间皮试要警惕发生过敏性休克的可能。一些医院，夜间门诊已经取消了给孩子做青霉素皮试。

饭后服用

1.大环内酯类抗生素：对胃有刺激，如红霉素、阿奇霉素等大环内酯类，需要在饭后15~30分钟服用，恶心腹痛等副作用大大降低。

2.鱼肝油：亦应在饭后服用，吸收效果最好。

3.抗贫血药物（如铁剂），饭后服可减轻药物对胃肠的刺激，同时注意，铁剂晚8点服用，效果最佳，吸收量比早上要增加一倍。另外，有研究发现，隔日吃剂和每日吃效果基本一样，所以对一些不耐受的孩子，可以改为隔日口服。

4.氯化钾、氯化铵等水剂，宜在饭后服，这样可被食物稀释而减少对胃肠道的不良刺激。

5.维生素类：维生素主要经过小肠吸收，空腹容易迅速进入血液，在被组织利用之前从尿中排出，起不到治疗效果，食物可延长胃的排空时间，使维生素缓慢进入小肠，所以饭后服用好。

晨起顿服

治疗肾病等疾病的激素类药物，如强的松、地塞米松适宜晨服，因为人体皮质激素的分泌高峰出现在早晨7~8点，此时服用，可避免激素分泌的反射性抑制作用，可减少不良反应。

抗结核药：结核杆菌需长期靠高药物浓度来杀灭或抑制其繁殖生长，所以异烟肼、利福平和乙胺丁醇等抗结核药物，应以上午一次顿服为佳，也称"冲击疗法"。

睡前服用

睡前服用是指在临睡前30分钟服用药物，适合睡前服用的药物包括驱虫药物、抗过敏药物、多数平喘药、补钙药等。

需要睡前服用的药物

1	驱虫药物（肠虫清）、抗过敏药物（扑尔敏）：可以减轻副作用，利于药物吸收，发挥作用
2	多数平喘药：以临睡前服用最佳，如顺尔宁、溴化异丙托品等，因为凌晨0~2点是哮喘病人对乙酰胆碱和组胺反应等最敏感的时间，也是哮喘好发时间。但要注意平喘药氨茶碱除外，它的治疗量和中毒量比较接近，如要用，则以早上7点效果发挥最好，就是说用小量就能控制病情，不容易发生中毒现象
3	补钙药：传统的用药方式为每天3次，而人体的血钙水平在午夜至清晨最低，因此补钙药临睡前服用，吸收和利用量最大

睡前顿服

治疗溃疡的H2受体拮抗剂如西咪替丁、雷尼替丁等药物的吸收受食物的影响，空腹时吸收快，对胃酸分泌的抑制作用出现过早，与食物中和胃酸的作用重叠，达不到减少胃酸分泌的目的。所以这类药物采用全天量睡前顿服法，可显著提高其疗效。

特殊情况下的用药

一些急症时，通常发热38.5℃以上，医生建议立即服用退热药物。但止痛药不要轻易使用，比如孩子腹痛时，过早使用颠茄合剂，容易掩盖病情，影响医生的判断，引起误诊。

按时间吃药

更多研究发现，许多药物都有它的最佳服用时间，比如治疗儿童类风湿的消炎痛（非甾体类镇痛药），其前列腺素合成酶的活性在晚间最高，因此，早上7点服用消炎痛其血峰浓度比其他时间高20%；晚上7点服用则低20%；而且早上7点服用其达峰时间也较短，故早上服用消炎痛1/3剂量，即可收到与晚上7点服用全剂量相同的抗炎效果。

随着时辰药理学的发展，针对病情选择最佳给药时间已经成了研究趋势。

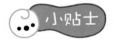

用药的一个基本原则就是不能随便停药。很多人会根据自己的判断认为病情好转，或者认为应减少用药而中途停药，很多时候会造成病情的反复（当然也有少数例外）。因此在就诊时就应向医生咨询清楚何种情况下可以停药。

儿科常用**哪些抗过敏口服药**

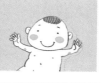

孩子有过敏性疾病，家长要对抗过敏药有个了解，但不要直接买给孩子吃。每种过敏性疾病的治疗方案都是不同的，不建议您直接购买，具体用药一定要在专科医生的指导下使用。

"大夫，我娃不知吃了啥，起了一身疙瘩，痒得厉害，你赶紧给我娃开点抗过敏药吧。"

在门诊，我们经常见到一些突然过敏的孩子。面对过敏，很多家长都知道要用抗过敏药。儿科常用哪些抗过敏药呢？

一代抗组胺药

20年前，在二代抗组胺药未上市以前，我们常用扑尔敏给孩子们抗过敏。

扑尔敏能减轻过敏反应，常常用于荨麻疹、过敏性皮炎以及过敏性咳嗽等疾病，但它的不良反应是嗜睡、精神不振、口干口苦，偶见粒细胞减少。因为价格便宜，如今还有医生习惯使用这个药。

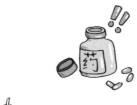

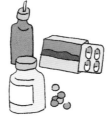

221

二代抗组胺药

1993年，二代抗组胺药氯雷他定（开瑞坦）在中国上市，该药比起一代抗过敏药物来说，价钱贵了很多，但副作用减少了很多，尤其对中枢神经系统影响小，没有或仅有轻度嗜睡作用。如今已在临床上广泛使用。主要用于过敏性鼻炎、慢性荨麻疹、支气管哮喘等疾病。和此类似的药物还有西替利嗪和地氯雷他定，都是二代抗组胺药。

白三烯受体拮抗剂

孟鲁司特钠，为白三烯受体拮抗剂。近几年在临床应用上逐渐增多起来。主要用于治疗儿童过敏性鼻炎和哮喘。目前临床应用最多的是孟鲁司特钠（顺尔宁），它可以抑制气道炎性过程，减少气道阻塞。这种药虽然副作用很小，但也有引起情绪或行为异常的报道，如有发现，请家长及时向医生反馈。

钙补充剂

代表药：葡萄糖酸钙

我们很少将钙与过敏联系起来。其实，在药物手册中，钙补充剂被归到了抗过敏药物里。钙离子能改善细胞膜的通透性，增加毛细血管致密性，使渗出减少，所以起到了抗过敏作用，常用于治疗过敏性紫癜和荨麻疹等。虽然这种药的安全性相对较高，但静脉用药如速度太快，有可能引起恶心、呕吐、血压下降、心律失常等情况，因此口服相对安全。

维生素C类药

维生素C能降低毛细血管的通透性，也有轻微抗过敏作用，通常把它和维生素B_1、维生素B_6等联合使用，用于婴儿脂溢性皮炎的辅助治疗。

激素类药

常用的有氢化可的松、地塞米松、强的松等。激素类药物具有抗炎、抗过敏、抗休克等作用，在临床上应用很广泛。这类药可用于治疗儿童过敏性疾病，如哮喘、过敏性紫癜等，但这类药物长期使用会引起发胖、骨质疏松等许多副作用，不宜长期用（吸入皮质激素除外，因为副作用很微弱）。

目前，还没有一种药物可以彻底治愈过敏性疾病，现有的抗过敏药物都是对症处理。

儿童使用抗过敏药物的注意事项

1	抗过敏药物也有可能导致过敏，其中以扑尔敏最为常见。如果孩子在服用抗过敏药后症状不但没有减轻反而加剧时，要考虑到是药物过敏，而不要误以为是药量不够所致。如果继续加大剂量，可能十分危险
2	有些抗过敏药有耐药性，有的孩子仅仅服药1个月，就出现了极强的耐药性，这时就需要换一种抗过敏药继续治疗
3	孩子有过敏性疾病，家长要对过敏药有个了解，但不要直接买给孩子吃。每种过敏性疾病的治疗方案都是不同的，以上文章仅供参考，不建议您直接购买，具体用药一定要在专科医生的指导下使用

孩子肠胃不好，常用哪些药

儿童用药是按千克体重计算的，不能按照成人的用量使用。选用药物也要格外小心，不要轻易使用成人用的药物。

"刘老师，你快来看一下孩子怎么了？家长说白天还好好的，晚上却中了'邪'。"一天夜班，值班一线来叫我，我走出值班室，看到了眼前的"怪"孩子。

小孩子7岁左右，意识清晰，在家人的搀扶下走入病区，就是头向后倾、斜颈、双眼向上注视，说话声音不清。

胃复安中毒？！我的脑海里一下子冒出这几个字，因为在几年前，我遇见过这样一个类似病例，印象非常深刻。

我对家长说："你们给孩子吃胃复安了吧？"

"大夫，你怎么知道，孩子白天有点吐，肠胃不舒服，我给孩子吃了胃复安，呕吐就好了。我孩子这怪病和这胃药有啥关系啊？我吃过这药物，没啥反应啊？"

"你们怎么给孩子吃了的？"我问。

"一次一片，一天三次。"家长回答。

"典型的胃复安中毒，你们给孩子吃过量了。孩子的这些现象都是胃复安中毒的表现，赶紧住院治疗吧。"

在我们的积极治疗下，不到一天，孩子所有的怪现象都消失了。

临床上，小孩子突然呕吐、腹泻、便秘、恶心，都是非常常见的情况。作为家长，一定要了解儿科医生都常用哪些药物。儿童肠胃不舒服，我们常用哪些药物呢？

胃黏膜保护药

作用：在胃黏膜上形成薄膜，使胃黏膜不受胃酸、胃蛋白酶、食物等侵蚀，保护胃黏膜，副作用很小。

代表药：双八面体蒙脱石散（思密达）

这种药物不但对消化道黏膜具有极强的覆盖能力，还能吸附病原体。主要用于治疗急、慢性腹泻，尤其对儿童病毒性腹泻（例如秋季腹泻）疗效较好，因没有杀菌作用，所以不能代替抗生素。

服用该药有讲究，一是有浓度要求，50毫升水冲一包，不能直接倒入口中吞服；二是要求空腹喝，因为此药可影响其他药物的吸收，如果要和抗生素、微生态制剂等联合使用时，要在之前1小时先服用抗生素、微生态制剂。

微生态制剂

作用：补充有益菌群，抑制有害菌群过度繁殖，调整体内的微生态失衡。

代表药：双歧杆菌、复方乳酸菌健肠剂（商品名：妈咪爱）等。

这类药比较"娇气"，不能与抗生素合用，因为抗生素的抑菌、杀菌功能会降低或杀灭这些活菌，降低疗效。而且该类药物怕高温，服用时水温不宜高于40℃。另外，它对储存条件也有特殊要求，适宜储存温度是2℃～10℃，所以剩余药物要置于冰箱冷藏。

助消化药

作用：促进胃肠道消化功能。

代表药：胃蛋白酶、胰酶、多酶片、麦飞鸣（乳酶生）等。

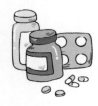

这类药物常用于吃了过多肉类食物导致的消化不良，或病后恢复期消化功能减退时，要在饭前或吃饭时服用。

这类药服用也有讲究：不能与碱性药物（如碳酸氢钠）同服，否则会降低活力；胰酶、多酶片是肠溶衣片，可使药物延迟到肠内释放，所以不能咀嚼或掰开，如胰酶片嚼碎后可引起口腔溃疡；麦飞鸣与抗生素合用时，会降低疗效，所以，如果需要同时服用这两种药，麦飞鸣应在饭前服，抗生素饭后服。

促胃动力药

作用：恢复上腹部胃肠道动力，提高食管下括约肌张力，改善胃排空并加强肠蠕动，主要用于治疗食管及胃肠道各种运动障碍性疾病。

代表药：多潘立酮（商品名：吗丁啉）、西沙比利（商品名：普瑞博思）等。

当孩子严重呕吐不能进食时，可以短期使用该药，促进孩子恢复饮食。该药须在餐前15分钟服用。因为这类药物有可能引起婴儿神经系统副作用，所以1岁以内的小宝宝要在医生的监护下使用。大孩子有胃肠道出血、肠梗阻或穿孔时，禁用这种药。

止泻药

作用：增加肠张力，抑制肠蠕动，使肠内容排泄物延迟，用于严重、难控制的腹泻。

代表药：地芬诺酯（苯乙哌啶）

这类药副作用较多，药典上规定2岁以下孩子禁用，医生会根据情况在短期内使用。

止吐药

胃复安（甲氧氯普胺）是一种止吐药。临床上常用来治疗胃胀气性消化不良、食欲缺乏、嗳气、恶心、呕吐等。它是一种传统的老药。但是人们发现，它的副作用比较大，还有个体差异，稍微过量，就可能出现中毒现象，严重者，还会危及生命。在儿科，该药已被淘汰。

儿童用药有特点，儿童用药是按千克体重计算的，不能按照成人的用量使用。选用药物也要格外小心，不要轻易使用成人用的药物。孩子出现消化系统疾病时，首先要寻找引起疾病的原因。针对病因用药后，再结合孩子出现的实际情况选择一些辅助性质的药物。

上面介绍的前三种药比较安全，可以单用或联合使用。后三种药没有医生的允许，不要私自购买服用。

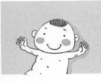

该不该给孩子用免疫增强药

在门诊，经常有家长问我，能不能给孩子开点增强免疫的药物，让孩子不再感冒了。孩子一病，特别心烦。

该不该用免疫增强剂，我们先放一下，先来聊聊孩子的生病。

适当感冒并不是坏事

孩子生病后，95%的家长有焦虑甚至恐慌的感觉。其实，主要是对人体生病的机制不了解引起。医学认为，适当的感冒是好事情。大家知道，孩子的免疫系统是人体的健康卫士，每天都要打击入侵的"敌人"。但是，免疫系统不是天生完善的，是逐渐建立起来的。在医学上，有人把6岁以前的小孩子称为"生理性免疫功能低下状态"，所以小孩子相对成人来说更容易感冒。当病毒或细菌侵入人体，人体的免疫功能就调动了起来，并且把入侵者贮存在"文件"中，以防止下一次的感染，同时，自身免疫功能开始重新整合起来。所以，可以这样推断，没有患感染性疾病或很少患病的婴幼儿所拥有的外来免疫系统，比起经历过多次感染并与病菌斗争的过程中增加了抗感染能力的成年人的免疫系统要薄弱得多。所以说，适当的感冒不是坏事而是好事。

任何事情都是相对的，当孩子反复感冒的时候，这时候，好事就变成坏事情了。孩子感冒几次要引起重视呢？来算算孩子一年感冒的次数吧（注意，两次感冒时间相差一周以上才能算两次感冒），0~2岁最多7次，3~5岁最多6次，6~13岁最多5次。在临床上，如果超出上面的标准，或者上面各年龄段患支气管炎或肺炎的次数分别超过3次、2次、1次，我们就诊断孩子是反复呼吸道感染，那就要仔细检查发病原因了，而不是简单地去吃增加免疫力的药物。

反复感冒的孩子，除了按照我说的一些原因自我评估一下，还要改正一些错误的喂养方法和观念，尽量排除一些病因。要检查病因，一定要到正规医院检查。在临床上，大夫一般建议查血常规，看有没有贫血和营养不良。检查微量元素，看有没有钙、铁、锌的缺乏。必要时，检查一下胸片，心脏B超，看有没有畸形存在。小时候爱出湿疹的孩子，家族里有哮喘或过敏家族史的，小心孩子也是过敏体质，要排除哮喘的可能。孩子免疫功能有没有问题呢？我们常建议家长给孩子查细胞免疫和体液免疫这两项，根据具体情况对症用药，确实有问题，一定要在医生的指导下使用药物。

常用的免疫增强剂

免疫增强剂品种很多，我们临床上常用的免疫增强剂有以下几种：

人血丙种球蛋白

含有人血清中具有的各种抗体，可提高机体免疫功能和预防感染。主要用于免疫球蛋白低下或缺乏的替代疗法和免疫调节作用，此外还用于支气管哮喘、顽固性癫痫、自身免疫性疾病。但该药毕竟是血液制品，有发生输液反应或传播传染病的可能，万不得已，家长们还是不要轻易使用。

匹多莫德（普利莫）

这个药最早是意大利发明的，在中国上市时间不长，也就10年左右的时间。它是一种人工合成的免疫刺激调节剂。普利莫通过刺激非特异性自然免疫，体液免疫和细胞免疫产生效应。临床上常用于机体免疫功能低下的患者，如上、下呼吸道反复感染等。它也可用于预防急性感染，缩短病程，减少疾病的严重程度，可作为急性感染期的辅助用药。但有可能引起皮肤过敏、呕吐腹泻等副作用，家长们要遵医嘱使用，使用的时候要密切观察。

229

黄芪

黄芪：经研究，中药黄芪对机体免疫功能有促进作用，能显著增加巨噬细胞系统的吞噬能力，增强细胞免疫功能。临床上常用的中成药玉屏风颗粒以及槐杞黄颗粒里都含有该药成分。黄芪临床上应用广泛，用于治疗支气管哮喘、病毒性心肌炎、心力衰竭、慢性乙型肝炎的辅助治疗。黄芪作为补气佳品，在春季生发的季节能够起到很好的补气作用。但大家要注意一下，黄芪可不是所有季节都可以使用的，从季节来说，普通人春天不宜吃黄芪。为什么感冒不能喝黄芪粥呢？因为黄芪是固表的，它帮助身体关闭大门，不让外邪入侵。可是当身体已经感受外邪的时候，就会变成闭门留寇，把病邪关在体内，无从宣泄了。同理，春天是感冒高发的季节，人体需要宣发，吃黄芪就不太适宜了。是否能用黄芪，要多咨询中医大夫。

容易引起孩子感冒的诱因

最后给家长们谈谈容易引起孩子感冒的几个诱因，尽量避免，这也是减少生病的一些方法：

居住环境不良，大气污染，被动吸烟等

有研究表明，目前，全世界各大城市患病率呈普遍上升趋势，在空气污染日趋严重环境下生活的居民，呼吸道疾病患病率上升尤甚，最明显的是儿童。空气中的有害物质不但会反复刺激呼吸道，刺激人类的呼吸道黏膜，长时间有可能影响肺的换气功能。此外，污染物还会对机体产生非特异性效应，从而削弱人体的免疫功能。所以，低碳生活，爱护我们的地球是每个人的责任。

睡前喝奶

我曾在门诊反复呼吸道感染的患儿当中调查，发现一些睡前喝奶的孩子，非常容易诱发感冒。大家知道，小孩子的咽喉要道是个容易藏污纳垢的地方，如果护理不当，就容易导致孩子反复呼吸道感染，而睡前喝奶正是增加了呼吸道感染的机会。因为牛奶是很好的细菌培养基，当孩子喝完奶不漱口的话，残留的奶渍很容易导致细菌滋生，加之儿童各器官相距很近，如年幼儿耳咽管较宽，短而且直，呈水平位，因此，嗓子发炎不说，还可能并发中耳炎等。此外，大家都听说过胃食管反流这个名词吧。新生儿期和2岁以下儿童特别多见，占60%～70%以上，但大多属于生理性的，临床上很少会出现不适症状。但是如果睡前喝奶就容易让本来需要休息的消化系统再次工作起来，加重胃食管反流，严重时就容易引起胃食管反流病，反流的胃酸会刺激呼吸系统发炎。

滥用药物（ 抗生素、激素、退热药）

如今，患者对医生的信任度有下降趋势，很多家长"久病成良医"，他们宁可信任自己或网络问答，也不愿意去医院就诊，他们依照经验给孩子乱用药物。

滥用药物的危害

1	滥用抗生素	需不需要都用，并多次更换，产生耐药，打乱了人体的一些平衡
2	滥用退热药	有资料表明，滥用西药退热药，会影响人体自身调控的能力，会人为地延长感冒的病程
3	滥用激素	一些医生不耐烦家长的唠叨，担心指责等因素，在没有适应症的情况下给孩子运用激素。久而久之，患儿的免疫功能会受到影响

营养缺乏

如今，我们都是一个孩子，吃喝不愁。但不爱吃菜，挑食的孩子越来越多。造成营养物质的缺乏。主要是维生素以及微量元素的缺乏（比如缺乏钙、锌、铁、维生素AD等），这些因素，都会使孩子的免疫功能下降，从而减少了对感冒的防御能力。

过敏性疾病的干扰

如今，由于环境的污染，过敏性疾病的孩子越来越多（过敏性鼻炎、过敏性咳嗽、哮喘等），这些疾病的一些症状（如咳嗽、鼻塞、流鼻涕、打喷嚏等）和感冒非常像，所以很多家长容易忽视这个疾病。如何认识过敏体质？家长可参考博客文章《教你识别过敏体质》。

少见病的混淆

1.先天性疾病：比如先心、先天性肺发育不良等，一些家长从来没有带孩子在医院详细检查过，所以一些不典型的疾病有可能被漏诊。有先心的孩子非常容易感冒。

2.免疫功能低下：这类孩子是先天性或继发性缺乏一些抗体或合成酶。在临床，很多医院，尤其是基层医院，没有条件做和免疫功能相关的检测。所以容易忽视这类病。

该给孩子用哪种退热药

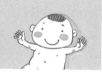

最近，我们呼吸组收了一个"发热待查"的男孩子。一周前，孩子受凉后发热，在门诊就诊后，医生给予了用药指导。孩子回家后，因为总发热，孩子妈妈非常紧张，见热就给孩子吃退热药（布洛芬），多则一天6次，少则一天4次，整整一周过去了，孩子妈妈看到烧仍然不退，这才着急了，再次到医院就诊。经过住院详细检查后，孩子最终确诊为川崎病合并肝损伤。孩子的肝脏受到了严重的损害，谷丙转氨酶竟然高达5000U/L以上。

川崎病是儿科常见的疾病之一，主要影响孩子的冠状动脉损伤，但同时合并肝脏损害的不多见，经过组内讨论，结合化验检查，我们考虑孩子的肝脏损害与家长频繁给孩子吃退热药有关。退热药本身也有副作用，长期滥用，会导致孩子肝脏受损伤。

孩子发热时，家长该如何用药呢？

儿科医生推荐的常用退热剂为两种成分：对乙酰氨基酚和布洛芬

对乙酰氨基酚（又叫扑热息痛）

口服，每千克体重10～15毫克/次，退热起效快，但控制体温相对其他药物要短，平均控制时间为2个小时。它的副作用相对比较少。对胃肠道无刺激，对凝血功能无影响。由于对乙酰氨基酚没有其他解热镇痛药常见的胃肠道反应、血小板功能影响、粒细胞减少等，无肾毒性，故安全性高。但要注意，该药有明显的剂量依赖性，即随剂量上升而疗效上升，所以要防止过量应用，此药会引起肝脏损害。

布洛芬

口服，每千克体重5～10毫克/次，该药退热平稳且持久，退热持续时间可达8小时。对胃肠刺激和血小板影响不大。它对高热（39℃）退热效果比对乙酰氨基酚要强，持续时间长，平均退热效果达4～6小时。主要副作用为轻度胃肠道反应，转氨酶增高，偶可影响凝血功能等。过量服用可能有中枢神经系统抑制、癫痫发作等。

退热药，可以单独使用一种退热药物，也可以选择这两种药物交替使用，这样不但可以减少每种药物在24小时内的使用次数，还能减少药物的副作用。我们可以在使用对乙酰氨基酚4小时后选择布洛芬，使用布洛芬6小时后再选择对乙酰氨基酚。

另外两种退热药简单介绍一下

尼美舒利

意大利于1985年研制成功上市的新解热镇痛药。目前我国市场上仍有销售。有文献报道尼美舒利和布洛芬比较，突出的优点是较少的消化系统不良反应，但越来越多的文献报道显示使用尼美舒利有引起重度肝损害的病例。2002～2005年，西班牙，土耳其，爱尔兰已将该药由市场撤出。欧洲药管局批示尼美舒利说明书的适应证为急性疼痛、痛性骨关节炎、原发性痛经，并作为二线药物治疗，疗程限制在15天内，禁用于"儿科发热或流感样症状以及小于12岁儿童"等。国家药品评价中心组织对尼美舒利不良反应专家会议，建议不作为呼吸道感染的一线退热药物，2岁以下最好不用。

阿司匹林

在临床上，目前已不用于退热药的使用，只用于一些特殊的疾病例如川崎病等。因为自20世纪70年代，医学家发现该药可引起儿童出现瑞氏综合征（主要表现有肝功能损害、黄疸、中枢神经系统症状和肾损害）。此外，阿司匹林还会引起胃肠道刺激、延长出血时间、过敏反应等。

发热是人体自我保护机制之一，不要过早使用，我们选用退热是针对高热而言，我们常建议体温超过38.5℃的，经物理降温无效再使用。物理疗法包括：多喝水后增加排尿、温水浴，甚至枕冰袋等。如果物理降温无效，建议家长带孩子去医院，在查明原发病的基础上，再配合医生辅助使用退热药。

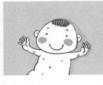

家长们该如何使用抗生素

面对抗生素和输液，过去的我只注意了它们的副作用，却忘记了它们原本的作用了，家长一定要不断学习，做智慧家长。

事情是这样的，给我发短信的妈妈的孩子最近在社区医院确诊为肺炎。可是她听人说输液和使用抗生素对孩子不好，于是她在家给孩子吃药，吃了三天，孩子高热不退，咳嗽加重，这才跑到我们医院门诊咨询，那天我刚好上门诊。

孩子妈妈对我说，孩子生病，她对于是否用抗生素很矛盾，不用吧，担心疾病加重，用吧，又怕抗生素对孩子有损害。她不知道该怎么去做了。

孩子妈妈的问题其实不是她一个人的问题。随着社会的发展，人们对医生提出了更高的要求。人们不再把医生说的话当权威，会对他们的治疗提出质疑。家长们不再把抗生素和输液当成治病的法宝，这的确是个好事情。

可是，如果违反科学，教条地处理疾病，就钻了牛角尖了。

家长该如何面对抗生素的使用呢？我给家长几点建议：

该用则用，不该用则不用

如何"解读该与不该"呢？那就要找证据。

我们知道，引起孩子发热的原因很多，发热不代表就有细菌感染，病毒感染也会导致发热。所以，孩子一旦生病，检查血常规是非常必要的。有些家长总心疼孩子，不愿给孩子抽血，这是非常错误的。血常规结果可以初步判断孩子到底是细菌感染还是病毒感染。如今，临床上还有很多判断是否有急性细菌感染的快速化验指标，比如C反应蛋白、降钙素原等。当然，化验有时候也不完全准确，家长们不能完全迷信化验单的指导。但医生的临床经验很重要，他们的建议一定要参考。医生的临床经验绝对不是空穴来风，他们毕竟天天与疾病打交道，经验不能忽略。另外，卫生部，中华医学会等学会定期制定《疾病专家共识》和《抗生素合理使用》指导医生规范合理使用抗生素。信任医生的指导是不可忽略的一个问题。抗生素的确有副作用，但是有句话叫"两害相权取其轻"，在有明确感染证据时，治病是根本，我们不能忽略疾病本身对人体的巨大伤害，而只强调抗生素可能带来的副作用。

抗生素的使用有明确的时间要求

"轻度感染的患者，要求在诊断后4小时使用抗生素，重症感染患者要求在诊断后1小时使用抗生素。"这是感染性疾病治疗指南中的要求，由于观念和程序等原因，我们很多患者不能及时使用抗生素，甚至有些危患重者延误10余个小时才能够使用抗生素，这造成了细菌在体内大量的繁殖。一个大肠杆菌8小时候就可以繁殖到200万个以上，10小时后可超过10亿个。因此，及时使用抗生素对于治疗感染性患者的重要性不言而喻了。

抗生素使用时间要达到起效时间

急性感染患者大多数存在发热症状, "发热"是家长们最不能容忍的症状之一。有些家长看到体温不能控制,就急于更换抗生素,或者刚使用两天,热退了,就私自停用了抗生素,这样都不可能达到有效的治疗效果。提醒家长注意的是,体温虽然是炎症控制的指标,但绝对不是最敏感的"晴雨表"。临床上是这样规定的,一种抗生素至少要使用3天,然后观察体温的变化,同时还要参考患者的症状体征和血液常规检查等进行综合判断,不能因为体温变化不明显而盲目更换药物。

作为一个智慧的家长,我给大家的建议是,医生的建议要听,但不要盲从。如果有疑问,可以换几个医生再看看,听一下不同医生的建议。我们把握一个原则就是: "不私自使用,掌握使用指征,在医生指导下科学用药,把滥用控制到最低。"

最后提醒家长注意的是,下面的抗生素,是儿童不宜使用的。

儿童不宜使用的药物

氨基糖苷类	有轻重不等的耳毒性和肾毒性,尤其是耳毒性,可引起永久性耳聋(如庆大霉素)
氯霉素	早产儿和新生儿禁用,儿童慎用。因为此药易引起早产儿和新生儿循环系统衰竭,被称为"灰婴综合征"。还可抑制骨髓造血,导致儿童发生不可逆再生障碍性贫血
磺胺类	早产儿和新生儿应慎用。因此类药物能引起早产儿和新生儿黄疸、粒细胞减少等(如新诺明)
喹诺酮类	12岁以下的儿童禁用,18岁以下慎用,12岁以前人体骨骼的骨骺软骨细胞不断增殖、肥大、钙化,使儿童不断长高。而此类药物有可能使儿童骨骺软骨细胞提前骨化,不仅影响儿童生长,还易引起负重骨关节组织的损伤(如诺氟沙星)

利巴韦林，别滥用

在一次全国儿童哮喘会议上，北京儿研所著名的哮喘专家陈育智教授在给大家讲解哮喘雾化吸入治疗之前先考问了大家一个小问题，那就是利巴韦林（病毒唑）的副作用有哪些。面对这个看上去很简单的问题，大家不知道她用意何在。

接着她讲了发生在她身边的一个故事。她说过去治疗孩子病毒感染时喜欢用利巴韦林这个药物，后来发现该药静脉用副作用大，有引起血液系统疾病的可能，甚至还有报道说该药有导致后代畸形的作用，于是改静脉为雾化治疗。她注意了小患儿的健康，却忽略了一件事，那就是她们科给孩子天天做雾化的护士是个刚刚怀孕不久的孕妇。几个月过后，B超显示护士的孩子有畸形，不得已做了引产。她忽然想到利巴韦林的副作用，这个护士的孩子被致畸形很可能与天天被动吸入病毒唑有关。她说这是她终身悔恨的一件事情。

陈教授告诫大家，作为医生，我们面对的是属于每个人只有一次的生命，一定要严格把握药物使用指征，不滥用任何药物，还要不断地向老百姓宣教，不要让他们私自滥用。

说起利巴韦林，大家并不陌生，很多家长手里有这个药。因为它不是抗生素，可以在药店随意买到。很多家长以为该药不是抗生素，比抗生素安全。我在门诊初步调查，孩子感冒发热，该药的私自使用率远远高于抗生素的使用率。这个现象很可怕。

239

利巴韦林是一种人工合成的广谱抗病毒药物，1970年
ICNPharmaceuticals（美国、加拿大第一皮肤科生化药厂）最先
发明，它具有抑制呼吸道合胞病毒、流感病毒、甲肝病毒、腺病
毒等多种病毒生长以及抑制病毒复制的作用，临床应用广泛。特
别是在2003年春季突发的SARS流行期间，利巴韦林作为SARS的预
防性和治疗性药物被广泛使用，在剂型上已开发了十几个品种，
主要包括口服制剂、注射制剂、气雾剂、滴眼剂及滴鼻剂，不同
剂型在治疗中发挥了不同的作用。随着临床的广泛使用，其相
关不良反应报告也明显增加。

据循证医学证据显示，利巴韦林不良反应较多，主要是变态
反应和造血系统功能障碍，尤以过敏性休克较为严重。在一项利
巴韦林不良反应病例报道中显示，变态反应102例（占不良反应
总例数的70.8%），过敏性休克35例，全身过敏反应病例20例，
皮疹40例，皮肤黏膜反应5例，静脉淋巴管炎2例。停用利巴韦林
给予抗过敏等对症处理后多能恢复正常，2例患者因速发型过敏
性休克而死亡。

儿童应慎用利巴韦林

调查显示，在制剂方面，利巴韦林口服制剂、滴鼻
制剂的安全性优于注射制剂。利巴韦林广泛用于治疗病
毒性感染。特别是在大剂量、长疗程使用利巴韦林注射
制剂时应注意严重变态反应过敏性休克和造血系统不良
反应的发生，建议使用时应常规监测血常规、网织红细
胞，注意和重视其轻微变态反应表现。儿童各器官发育
不完善，使用该药时更要小心，不要轻易使用。

周日补铁，效果更佳

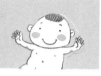

缺铁性贫血是儿科常见的营养缺乏性疾病。众所周知，缺铁不但引起贫血，还可导致儿童生长发育减慢，免疫功能低下，智力发育落后，学习成绩下降，行为异常等，因此，及时而有效地防治儿童铁缺乏对于提高儿童的身心健康尤为重要。

生活条件好了，市面上补铁的药物琳琅满目，为什么缺铁的孩子还是很多呢？

这是我们科肖教授带领研究生研究的一个课题。研究表明，缺铁性贫血的治疗不困难，难的是不能坚持治疗。

缺铁性贫血一旦诊断，传统的治疗是天天吃药，一天三次，需要吃三个月。这么频繁地吃药，在孩子以及父母的心理上形成了不小的负担，加之铁剂有可能引起恶心、呕吐、腹泻或者便秘。许多家长就半途而废了。

有什么好办法让家长乐于接受并且孩子能够耐受呢？肖教授的实验是怎么做的呢？

他们选取了100名7～13岁缺铁性贫血的孩子（男孩52名，女孩48名），并随机分为治疗组和病例对照组。治疗组50例，男26例、女24例；病例对照组50例，男26例、女24例。两组儿童均符合以下条件：①近期无感染征象；②无慢性疾病及铅中毒；③近期未服用铁剂。

241

治疗组给予（蛋白琥珀酸铁）每千克体重2毫克元素铁，每周一次，共12周，要求早饭后1小时服药，嘱家长负责监督患儿服用。病例对照组不予以治疗。并嘱所有家长注意饮食与以往无明显变化。分别于投药前、治疗中和疗程结束后各查血和评估临床情况一次。

研究表明，这种只在周日补铁的方法（临床上常用琥珀酸铁或富马酸铁）对7～13岁缺铁性贫血儿童的治疗疗效显著，铁营养指标均恢复正常，且副作用小，服用方便，家长能够接受。

周日补铁，解决了不能坚持用药的问题，可是，孩子为什么缺铁，作为家长，我们是不是更要深思呢？在物质高度富裕的今天，每天"吃什么"似乎成了许多家庭困惑的事情。我国独生子女政策的实施，让娇生惯养成为了常态，以至于大多数孩子严重挑食、偏食现象。在快餐店肯德基、麦当劳里有多少是家长领着孩子在消费；孩子手中的零花钱几乎都变成了各种各样没有监管、没有安全保障的"小吃"，不仅严重破坏了孩子的食欲，也导致了主要营养及微量元素的缺乏。这些都是我们家长应该深思的问题。

家长们，再忙不能忘了孩子！别光忙碌工作顾不上给孩子做一顿可口的饭菜。俗话说，药补不如食补。面对缺铁的孩子，家长们要注意有针对性地给孩子进行一些食物调整，含铁丰富的食物推荐给大家：动物血、猪肝、鱼类、瘦猪肉、牛肉、羊肉、大豆、韭菜、荠菜、芹菜、黑木耳、紫菜、香菇、桃子、香蕉、核桃、红枣等。

第一章
孩子生了病,
家长怎么做

第二章
让孩子少生病
的智慧

第三章
——孩子的保护神
孩子常见病病防治法

第四章
孩子怎样吃药
效果才好

第五章
儿科医生给家长
的心里话

妍妍的"支原体感染"终于好了

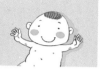

妍妍家住湖南,她妈妈看到我在网上写的《孩子的支原体为什么总好不了》以后,专门带孩子从湖南来找我看病,让我非常感动。妍妍曾经反复咳嗽生病,整整一年,他们成了医院的常客。妍妍每次在医院的治疗也一样,输阿奇霉素,然后好转,回家,再咳嗽,再输液;时隔不久,又开始咳嗽,再去化验,输液,周而复始。由于长期输液,连医院药房的人都认识他们一家人了,每次一见他们取药就打招呼:"怎么,你们又来输阿奇啦!"

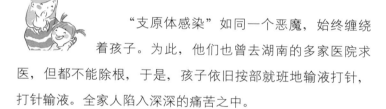

"支原体感染"如同一个恶魔,始终缠绕着孩子。为此,他们也曾去湖南的多家医院求医,但都不能除根,于是,孩子依旧按部就班地输液打针,打针输液。全家人陷入深深的痛苦之中。

有一天,妍妍的妈妈在网上搜索到我写的《孩子的支原体为什么总也好不了》这篇文章时,她仔细阅读后,感觉和她孩子的情况非常像,孩子是否是哮喘呢?他们把孩子带到了当地呼吸科,因为孩子不到5岁,没有明显的喘息,症状不典型,加上孩子不能配合肺功能检查,当地医生不能完全确诊为哮喘,他们给孩子按照哮喘试验性治疗,可是效果不好。妍妍妈妈非常焦急,和孩子父亲反复商量后,决定利用假期到西安来找我试着看一看。2011年10月的一天,妍妍妈妈和老公带着孩子来西安找到了我。

第一次有这么远的家长来找我看病，我真是受宠若惊。看到孩子后，我仔细了解了孩子生病的情况，也看了孩子所有的化验单，后来，孩子在我们这里又做了一些检查结合孩子的情况，我认为孩子的反复生病和支原体感染关系不大，主要还是和过敏有关由于孩子不能配合做肺功能检查，加上孩子在外地，还要尽早赶回湖南，不能及时地随访，我给家长说明了一些可能出现的情况，希望他们配合我一起观察，如果治疗效果实在不好，就需要住院正规检查。我给孩子制定了一个治疗方案，让他们用药后观察，定期和我电话或邮件联系。

　　孩子回家后，恢复得非常好，竟然再没去医院输液了，即使咳嗽，也能吃药扛过去了。每年过年，他们探亲的时候，都会来找我复诊。看到孩子恢复得很好，我非常高兴。妍妍妈妈激动地对我说，自从见到我以后，妍妍再没有像原来那样长期输液了，即便感冒发热，吃药也能扛过去了。妍妍妈妈一直说着感谢我的话。

　　我对妍妍妈妈说道："我也要感谢你们，感谢你们一家对我的信任，你们千里迢迢来找我这个不是教授的普通医生，对我来说，这是多么大的认可啊。"

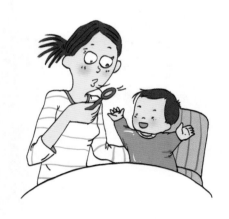

可爱的妍妍终于不用长期输液了，我真是太高兴了。

我是怎么治好了妍妍的"支原体感染"呢？

我的秘诀就是没有按照支原体感染治疗。因为她没有反复地被支原体感染。这是怎么一回事？

近几年，支原体感染被叫得很响，也被传言的很严重。但是有相当一部分是误诊和过度治疗了。人体感染支原体后，其IgM抗体可在血中持续6个月～1年，所以IgM的消失并不是判断疗效的指标，反之，医院的阳性化验，也不一定代表孩子有近期感染，是否确诊为支原体感染，要和孩子的临床特点联系起来，同时了解孩子既往病史非常重要，绝不能仅仅凭借化验诊断疾病。经过检查，妍妍得的是一种特殊的哮喘，叫咳嗽变异性哮喘，孩子的长期咳嗽与过敏和气道高反应等有关，我按照哮喘给孩子对症治疗后，孩子的疾病得到好转。

为什么孩子每次使用阿奇霉素都能好转呢？这是因为阿奇霉素为大环内酯类抗生素，它的类激素样作用给疾病的恢复带来一些假象。支原体感染后，有经验的家长知道用青霉素或头孢类抗生素是无效的，要用大环内酯类抗生素（红霉素或阿奇霉素等）治疗，可是许多家长甚至一些医生不知道，大环内酯类抗生素还有类激素样作用（和激素的某些功效类似）。激素有平喘等功能。大环内酯类抗生素也有止咳平喘的作用，只是作用较激素类轻微。可是正是这个作用，使得一些哮喘的孩子的症状得到暂时的缓解，孩子的气喘咳嗽症状减轻了，家长就误以为孩子的支原体感染得到了控制，却没有想到孩子真正的病因是哮喘。

给家长一些建议：

1.支原体抗体检测是诊断支原体感染的主要检查手段，但一定要结合孩子疾病的临床特点，不能仅凭抗体检测阳性就一定确诊支原体感染。如果孩子按支原体治疗3～5天病情没有好转甚至加重，应及时给大夫反馈治疗信息。

2.如果孩子是过敏体质，如小时候湿疹严重，荨麻疹反复发作，有过敏性鼻炎等，孩子感冒后咳嗽1周以上不见好转或出现喘息，要高度怀疑是哮喘或过敏性咳嗽的可能。不要一味地给孩子使用抗生素。

3.支原体感染后无反复发作倾向，治疗疗程为2～3周足够，通常不需要连续用药。是吃3停4或吃5停5（即吃三天停四天或吃五天停五天），然后去医院复诊，医生会根据具体情况建议给孩子再用一到两轮，不要私自延长治疗时间。

第五章

儿科医生

给家长的心里话

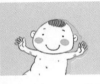

儿科医生当妈妈

说起儿科医生妈妈，大部分人的第一反应就是羡慕，孩子生病了不用去医院，自己在家就可以医治了。其实，情况不像大家想的那样简单，儿科医生和所有新妈妈一样，也是在育儿过程中逐渐积累经验的。

记得我的孩子第一次生病，是在他5个月的时候。一天夜里，儿子忽然体温上升至39.7℃。家里什么药也没有准备，看到儿子哭闹的样子，我的大脑一片空白，不知所措，我急忙打电话给我的科室主任，主任耐心地对我说："海燕，不要慌，先把孩子的四肢露出来，护好前后心，温水擦拭，再观察孩子的精神……"

听了主任的指导，我焦急的心渐渐平静了下来，经过物理降温，孩子体温渐渐下降。第二天，孩子出现咳嗽，体温再次上升，我带孩子去医院查了血常规，当主任说孩子得了肺炎的时候，我一下子哭了起来。一个同事边安慰我边笑着说："这真是医不自治啊。"

孩子生病的经历让我明白了不少道理。作为妈妈，我了解到即便是儿科医生，她也不可能天生就是一个育儿高手，科学的育儿以及护理孩子的经验，只有在实践中才能总结和积累出来。作为医生，我学会了换位思考，因为当我转换了角色，从医生转换成了孩子妈妈，我一下子明白为什么来就诊的患儿家长经常会出现曾经让我不理解的过度负面、焦急的情绪。

不管是普通妈妈还是医生妈妈面对孩子，我们只有一个办法——学习

患儿家长的负面情绪从哪里来？不用说，大家都知道，从孩子的疾病中来。怕疾病加重，怕孩子受罪，所以家长担心、焦虑、紧张。这些情绪都是可以理解的。可是，焦虑、担心、紧张对孩子的疾病没有任何帮助，甚至会导致孩子的疾病加重以及过度治疗。那么办？只有一个办法——学习。

因为我们都不是天生的家长，是先有了孩子，我们再被迫做了父母。对大多数家长，我们的育儿知识都是零，或者叫"纸上谈兵"。无论你做了什么样的准备，面对自己的孩子，我们都是从零开始，孩子如同"实验品"，我们从他身上不断摸索规律，积累经验。

面对孩子的第一次生病（以发热为例），作为一个新手妈妈，我觉得首先需要的是信任儿科医生。因为我们自己的父母已经几十年没有带小孩了，他们很多老的经验已经过时了。新手妈妈一定要在医生的指导下及时化验，合理用药。当你第一次完整地观察孩子生病，并护理孩子度过生病期，我相信，你已经不是一个什么都不懂的"新兵"了。随着经验的积累，你就可以慢慢减少对医生的完全依赖了。孩子让我们学会了如何测量体温，多少摄氏度是高热；孩子感冒后，常用哪些药；血常规中的白细胞升高是什么意思，什么时候需要去医院。

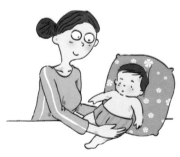

我对疾病与孩子关系的理解

当孩子恢复了健康，你会发现，疾病不像想象的那样可怕，而且孩子每生一次病，就会立刻长大很多。而且你第一次从医生嘴里知道，原来孩子不生病是长不大的，孩子就是在不断生病中建立了自身的免疫功能，从而变得更加健康。

身体疾病其实和心理也有关

有人曾问我："你是一个医生，为什么在你的博客中常看到你热衷于参加一些心理学知识的沙龙？"我想对家长们说几句心里话，我越来越认识到，一个疾病的形成和发生不但和身体疾病有关，和心理疾病也有关系。

我在临床已经和孩子的疾病打了15年的交道了，同时也和孩子们的家长打了15年的交道。我看到，一个看似简单的孩子的疾病的发生会牵涉到很多家长的心理问题以及家庭问题。很多看似和睦的家庭，一旦碰见孩子生病的问题，不少家长会失去理智，相互埋怨和指责，甚至大打出手，因为孩子生病导致离婚的也不乏其人。反过来也如此，由于家庭的不和睦，导致如今越来越多的孩子出现生理、心理疾病等。所以，心理、生理是不分家的，这就是我为什么要不断学习探索心理学知识的原因。

孩子长期咳嗽，要小心哪些病

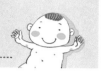

在门诊，我时常会遇见一些慢性咳嗽（咳嗽一个月以上）的孩子，不少家长以为孩子长期咳嗽与嗓子发炎有关，于是断断续续地给孩子吃不同的抗生素，甚至不停地给孩子输液，可是总感觉不能去"根"，不久，孩子就又咳嗽了，这是怎么回事呢？

慢性咳嗽是个统称，引起长期咳嗽的原因有很多，它不仅涉及呼吸系统疾病，有些还与耳鼻喉科疾病、消化科甚至心理科疾病等有关。一旦诊断慢性咳嗽，要按照"慢性咳嗽"流程给予一系列相关检查。然后再有的放矢地给予对症治疗。

下面介绍一些相对常见疾病引起的慢性咳嗽，家长们了解一下。希望下面的介绍让家长认识到，一个看似简单的疾病，病因非常多，所以，孩子一旦长期咳嗽，应该带孩子去医院正规检查，不要在家给孩子滥用药。

感染后咳嗽

孩子呼吸道感染后很容易咳嗽，这是临床上比较常见的情况，但是通常持续时间为1~2周左右，不会超过一个月。呼吸道感染不等于细菌感染，有可能是病毒感染，也有可能是支原体感染，也有可能是感染的细菌对你选用的药物不敏感。所以，家长在没有化验的情况下，不要私自给孩子使用抗生素。

鼻后滴漏综合征

鼻部疾病（过敏性鼻炎、鼻窦炎及腺样体肥大等）引起分泌物倒流至鼻后或咽喉部，或反流入声门及气管，从而引起咳嗽。这样的孩子除咳嗽、咳痰外，通常还主诉咽喉部滴流感，或鼻痒、鼻塞、流涕、打喷嚏等。

胃食管反流综合征

返流性咳嗽大多发生在夜间或睡眠后不久，阵发性咳嗽，部分患儿有反酸、呕吐、呃逆、胃灼热、消化不良等反流症状。但儿童特别是婴幼儿表现不典型，呼吸道症状较突出。

支气管异物

支气管异物引起长期咳嗽的孩子也不少见，多见于3岁以下的孩子，部分家长由于疏于看护，没有发现孩子有明显呛咳的过程，当孩子咳嗽后，总按感冒给予治疗。

心因性咳嗽

心因性咳嗽是由于患者有心理问题而有意清喉引起。多见于青春期儿童，女孩发病率高于男孩，多种多样的心理社会应激原可触发或加剧咳嗽。如学校恐惧症，对成绩的认知性压力及对亲人的依赖，特点是刺激性干咳，当友人关注时，症状明显加重，注意力转移或睡眠时消失。这种心因性咳嗽不是轻易诊断出来的，一定要排除了所有可能身体上疾病以后才考虑。

此外，药物性咳嗽、先天性肺发育畸形（包括原发性纤毛功能障碍）、支气管肿瘤、嗜酸细胞癌肺炎、百日咳等都可以引起慢性咳嗽。

所以，当孩子长期咳嗽不容易停止时，家长应该带孩子去医院进行一些全面的必要的检查。

脑性瘫痪

脑性瘫痪引起孩子长期咳嗽在临床上也不少见。孩子大脑受到了损害，对吞咽反射和咳嗽反射的调节出现异常，所以，这类孩子很容易反复呛咳误吸而导致呼吸道反复感染而咳嗽。1岁前脑性瘫痪的孩子引起的慢性咳嗽容易被忽略。当孩子到了该坐甚至该走路却不能时，家长一定要带孩子去医院进行生长发育评估。

结核感染

咳嗽是儿童肺结核的基本症状之一。近年来儿童结核病的发病率有增高趋势，从世界范围而言，结核病的控制远未达到理想目标。孩子长期咳嗽，排除结核感染是非常重要的一项检查。

咳嗽变异性哮喘

这是一种以咳嗽为主而无典型症状和体征的特殊类型的支气管哮喘，因为没有明显喘息、气促等症状，容易被误诊。孩子主要为刺激性干咳，夜间咳嗽多见。感冒、冷空气、油烟、花粉季节等容易诱发咳嗽。小时候爱出湿疹的并且有过敏性体质家族（比如过敏性鼻炎、哮喘、荨麻疹）的孩子，要高度警惕。

肺炎支原体肺炎

肺炎支原体感染后，全部患儿均有咳嗽，多数为剧烈与顽固性咳嗽，有些类似百日咳样痉咳，约半数可剧咳至呕吐、面部水肿，甚至鼻、胸、腹痛。一般初为干咳，后期可有脓痰。咳嗽不少于3周者占90%。患儿咳嗽严重但肺部体征不明显，胸片阴影显著是本病的特征。

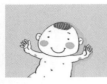

患儿家属的理解，
能缓解医生的紧张情绪

我永远忘不了那一天，是的，一辈子也不会忘记病人家属向我下跪的那一天。那一跪，让我有些丑陋的心灵得到了净化；那一跪，让我一下子明白了，今后的我应该如何去做一名更合格的和更适应这个社会的儿科医生。

　　那还是我当住院总的日子，在我们三甲医院，升主治大夫以前都要当一年住院总，这一年要住在医院里，随时处理一切病区事务。

　　一天中午，我正在病房查看病人，忽然门诊的护士高举着吊瓶陪同一名男子跑进病房。男子的怀里抱着他的孩子。我看到孩子面色煞白，还在打寒战。护士气喘吁吁地对我说："老总，这个孩子是个上感的病人，刚打上吊针不久就出现高热寒战，门诊医生下班了，麻烦你看一下。"孩子的爸爸也在旁边补充："打针前精神还好，打完精神就差了。"我看了一眼吊瓶，是黄颜色的液体，我立刻明白这是输液反应，最近发生类似情况的病人已经不止这一例。这一批号的中药制剂好像有问题，我还正准备最近向主任反映这些情况。

　　我嘱咐护士迅速换下当前的液体，挂上一瓶葡萄糖，然后让护士给马氏壶中加入地塞米松抗过敏。我正在进一步检查小病号，忽然门外闯进来一个年轻女子，她跑到我跟前大声地质问道："怎么回事，怎么回事？"我一问原来是孩子的姑姑。我简单地说了一句："是输液反应。"孩子姑姑问我原因，我解释道："刚才打的是中药双黄连，应该是它引起的，最近……"还没等我说完，孩子姑姑大声喊道："你胡说八道，我是学药的，我怎么没听说双黄连还能过敏，不可能。"我强压怒火回答道："你是大夫还是我是？"女子继续不依不饶的样子："看你的水平就不怎么样，孩子有问题，你要全权负责……"

这时，孩子的父亲推着自己的妹妹，让她往外走，那个女人还是骂骂咧咧的。平时我也见过类似不信任我的病人，可还没有见过如此过分的人，想到孩子不是我看的，我干吗要受这个冤枉气。年轻气盛的我忽然觉得一股无名火直往脑门儿上蹿，我再也忍不住了，回敬道："你既然不信任我，就别在这里治疗，你们本来是门诊病人，不是我管的范围，谁给你们开的液体，你找谁去。"我转身向门外走去。

孩子的父亲看到这里，忽然一下子对我跪了下来："大夫，快给孩子治病吧，你别跟她一般见识。"看到这里，我的内心像是被什么撞击了一下，脸一下红了起来。我猛然回过神来，急忙扶起孩子的父亲说道："别这样，你们请先出去，在门口等着，我先给孩子看病。"

经过我的初步处理，孩子病情平稳下来，这时也到了下午上班的时候，我叫来了给孩子开液体的教授，教授看过病人，同意我的诊断。教授耐心地向家属解释着病情。我看了一眼在旁边听病情介绍的妇女，她连忙低下头，不敢对视我的目光。

孩子生病时，家长们是心态最不稳定的时候，一旦出现输液反应等意想不到的情况时，家长们很容易冲动起来。俗话说，"冲动是魔鬼"。无论是家长还是医生，面对问题，都不能冲动，因为它并不能帮我们解决任何问题。可以这样说，冲动的态度其实是患者看病的大忌，也是引起医患矛盾的重要原因之一。其实医生们，他们和患者家长的目的是一样的，都希望在最短时间内把孩子顺利治好。大多数医生，出于职业道德，他们都会把救死扶伤放到第一位。当家长们在医院里遇见问题，首先要沉着冷静，和医生认真沟通，如果确实是医生的责任，家长们可以通过法律途径和医院交涉。

255

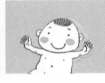

治病还需治心

一个孩子，正在成长阶段，需要社会、学校、家庭的共同关怀和引导。家长是孩子最重要的老师。父母应把花在赚钱和事业上的精力分出一部分给自己的孩子，让孩子体验到父母的关爱。

一天中午休息时，一线大夫忽然给我打来电话说："刘老师，你赶紧过来，有个老病号又想来住院了。我说不用住院，可是怎么劝都不走。"

回到病房，就看到一个成年男人带着一个约10岁的孩子正在等我。原来这是一个"慢性结肠炎"的孩子，吃得稍微不合适就出现腹泻。在别的医院也治疗过，效果不好，后来来我们医院治疗，经过萝卜汁灌肠后好转出院。可是回到学校一吃饭，他又开始腹泻，一整天拉了6次稀便，于是就又要来住院。我看到这个大孩子虽然有点脱水症状，但精神很好，我对孩子的父亲说："你孩子其实没有必要住院，吃点药，再加上注意饮食调整就可以了，让他妈妈给煮点稀饭就好得快些了。"

"哎呀，不行呀，他的妈妈在外地做生意，没法照顾他，我也很忙，我让孩子上的是寄宿学校，没法管他。另外我这个大男人也根本管不了他。还是在医院里给他控制一下吧。"

"就是就是，我就愿意住院。我一在学校就控制不了我自己，你们这里治得好，护士、大夫都对我可好了，求求你，还是收下我吧。"孩子一副焦急的样子。

　　看到那两双渴望的眼睛，我实在没有拒绝的勇气。我想那就先收下，先帮孩子控制一下腹泻再说。于是我开住院证收下了这个男孩。他们兴高采烈地去办理住院手续去了。

　　护士们看到我收下了这个孩子，都无奈地笑笑，摇摇头。她们悄悄告诉我，这个孩子是个麻烦的病号，好不容易打发出去了，又把他收进来了。

　　这一次，孩子住在了我主管的病床上，经过了解，原来这是个让人爱又让人烦的孩子，住院期间，孩子根本没有家属陪同，孩子的父母都是做生意的，把孩子放到医院就像是放到幼儿园一样，安顿好转身就走了，只留下他的联系电话。孩子没有家长监督，每晚都要玩到两三点才睡觉。他自己打完吊针就开始在病房乱窜，找小伙伴和他玩耍，有时候还陪夜班护士聊天，有时还玩我们科的电脑。因为他的嘴很甜还很有眼色，一会儿叫这个干妈，一会儿还叫那个干妈，自己打完吊针，还主动帮助护士干活，帮护士拿棉签，倒垃圾，所以孩子被患儿的家属们暗地里称为"小油子病号"。

　　孩子虽然没有父母的照顾，却有着与同龄孩子不相符的成熟。他很独立，每天自己买饭，自己提着吊瓶去上厕所，从不要别人帮忙。医院里的事情他自己搞定。但他毕竟是孩子，经常说

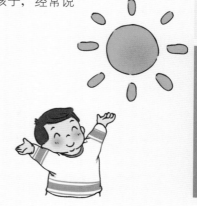

一些孩子气的话，做一些天真的事情。他说他喜欢住院，这样就不用上学了。他手里钱很多，但是乱买玩具，乱吃乱喝，花完了就向护士和病人家属借，借了就不还。他说他家很有钱，即便他以后天天抽大烟，家里都供得起。

这样一个聪明可爱的孩子，没有父母的教育和关怀，我们觉得他已经渐渐偏离了人生的轨道。大家暗地里都在叹息。不教育好孩子，家长赚更多的钱又有什么用呢？或许他的家长还会认为这样的放手是对孩子的锻炼呢。

晚上12点了，孩子跑到我们的电脑前玩，我脸一板："回去睡觉去。"他乖乖地睡觉去了。我心想还算听话。可是我刚走开，他就又偷偷跑出了病房。

我很痛心也很无奈，我知道管不了他，我们毕竟不是孩子的班主任和家长。我们只能暂时治疗好孩子身体上的疾病，但左右不了他的人生轨迹。

一个孩子，正在成长阶段，需要社会、学校、家庭的共同关怀和引导。家长是孩子最重要的老师。父母应把花在赚钱和事业上的精力分出一部分给自己的孩子，让孩子体验到父母的关爱。

不要轻易给孩子开弱智证明

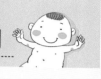

一天，一个妈妈带着一个10来岁的男孩子走进儿科门诊诊室。我以为是来看病的，没有想到孩子的妈妈这样给我说："我孩子学习成绩很差，老师让我到医院给孩子开个诊断证明，证明孩子智商低，所以学习成绩差。"

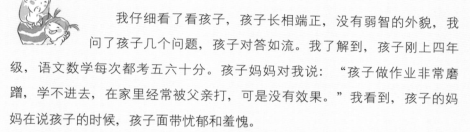

我仔细看了看孩子，孩子长相端正，没有弱智的外貌，我问了孩子几个问题，孩子对答如流。我了解到，孩子刚上四年级，语文数学每次都考五六十分。孩子妈妈对我说："孩子做作业非常磨蹭，学不进去，在家里经常被父亲打，可是没有效果。"我看到，孩子的妈妈在说孩子的时候，孩子面带忧郁和羞愧。

我又仔细询问孩子生后有无窒息，有无什么脑部疾病等。孩子妈妈说："没有，曾经给孩子测过智商，低一点。"

听孩子妈妈这样地说，我的气不打一处来。怎么有这样喜欢推卸责任的老师！？也怎么有这样糊涂的家长？！

我对孩子妈妈说："你好糊涂啊！怎么能让医生给你孩子开'弱智'证明呢，这样做，会毁了你的孩子。孩子在人前再也抬不起头来。老师这样做，是极不负责的做法！你要记住，学习成绩与智商并非成正比。孩子的课文里一定学过爱迪生的故事吧？爱迪生一生只上过三个月的小学，因为老师说他笨。他的学问是靠母亲的教导和自修得来的。他的成功，应该归功于母亲从小对他的谅解与耐心的教导，才使原来被人认为是低能儿的爱迪生，长大后成为举世闻名的'发明大王'。而你的孩子连低能都不能算，只是学习成绩比较差。作为家长，一定要多想办法帮助自己的孩子找原因，需要不断地给孩子自信的力量，永远都不要看低自己的孩子啊……"

当我说这些话的时候，我看到，孩子原本低垂的头忽然抬了起来，眼睛里闪着亮光，我对孩子说："孩子，你要努力，不要让别人小瞧自己，相信自己行，就一定能行的。"孩子向我点了点头。这个时候，孩子的妈妈流下了眼泪，她擦了擦脸上的泪水，向我说了声"谢谢"后，拉着儿子若有所思地走了。

作为家长，如果发现孩子学习不好，不能一味地打骂，更不能轻易放弃，也绝对不能给孩子开"弱智证明"！连舟舟那样的孩子都能成为音乐指挥家，我们的孩子先天没有残疾，为什么要自己看低自己的孩子？如果连孩子的父母都轻易放弃自己的孩子，那只能把孩子逼上绝路。

关于如何提高孩子的学习成绩，我这个孩子妈妈给家长们一点建议

1. 和班主任搞好关系，时常沟通，让老师多帮帮孩子，孩子最听老师的话。

2. 请家教上门服务或送孩子去课外辅导班。

3. 家长自己要多学习，有机会参加亲子沟通家长沙龙，时常交流，共同进步。如今各大城市都有类似组织，大家在微博上能搜索到，比如我和朋友们的雅竹心苑，还有美珍生命教育中心、西安会心等，都是一群热爱生活、传递正能量的可爱人群。西安的家长，可以在新浪微博找到他们。他们时常开展一些公益沙龙，传递正能量，有机会，家长们去参加一下，我相信，一定会有很多收获。

4. 没时间上网的家长，可以购买北京教育专家郑委老师写的几本书：《为孩子做出1%的改变》、《爱学习会学习能学习》、《父母做对了，孩子才优秀》。当当网有售。我相信，这几本书，对那些苦于不知道如何帮助孩子学习的家长有很大帮助，家长们不妨买来看一下。

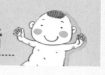

爸爸一句话，顶妈妈十句话

父亲在孩子成长过程中起到四两拨千斤的作用。可惜，来我这里听课的，大多是妈妈，希望更多的爸爸认识到教育孩子的重要性。

这是不久前，一堂亲子课上心理老师讲的几句话。当时的我，是学员中的一员，和我一起听课的学员当中，只有一个爸爸。

在亲子课堂上，我了解到，孩子的父亲对孩子的性格和一生的幸福以及事业有着至关重要的影响。父亲对孩子的有些影响是母亲无法替代的。忽然想起我的父亲。父亲从不刻意地想把我培养成为一个什么样的人，他的一言一行，却在我幼小的心灵种下了未来的种子。

父亲是个大善人，他反对杀生，曾经把母亲买回来的活鱼偷偷放了生；父亲反对把小动物"囚禁"起来，曾经骑着自行车走2个小时，把同学送我的小刺猬放生到了大山里；父亲还把我抱到平房的屋顶上，让我把一个在屋顶上发了芽的桃核取了下来，然后种在了花园里……

在我16岁那年，我和父母到兰州探亲，其间，父亲为他写书开始做准备。那一年，父亲接到未来出版社的书约《儿童智力健康开发300问》。父亲并不学医，可是多年来，爱好写作的他一直致力于医学科普的写作。当时的他，不但是西安医科大

261

学校报的总编，还兼职《中国卫生信息报》的记者。他写的医学科普文章通俗易懂，妙趣横生，深受老百姓的喜欢。他写的医学新闻既有深度又清晰明了，多家大报经常采用。一日，父亲带着我在兰州的一家书店买了一套《实用儿科学》，为他写作做准备。那时候，谁也想不到我以后会成为一名儿科医生。父亲买的书，成了我离不开的教学工具。

父亲是我生命中出现的第一位男性，和妈妈的爱相比，爸爸的爱对我具有不同的价值。父亲给予我的影响是积极的，奋发向上的。我能感受到他教会了我坚强和自信。父亲代表着力量，他在事业上的持之以恒、坚忍不拔的精神一直催我奋进。

父亲对我的教育从来不是刻意的，可是，他写完了文章，我会是他的第一个读者；他上山采草药，观察植物，会带上我；他印刷报纸，会带我看看印刷报纸的场面。年轻时的父亲非常忙碌，可是，只要有时间，他就陪伴在我的身旁。

如今的父亲，是一名作家，而我，在他的影响下，成了一名爱好写作的儿科医生。

医生和家属一样为孩子着急

"换位思考一下，就能理解家长的心情了。"

"你赶紧给我退药！不在这里打了，什么水平，太差了！"

"你孩子是腹泻，脱水的孩子，血管变瘪了，不好扎。"

"别给我找理由，就是你水平太差。退药！"

"药已经配好了，不能退。"

"我不管，你必须给我退，是你的原因！"

听见外面的争吵声，我急忙走出了值班室。

护士站里，一个七八个月大的孩子在父亲怀里哭着，泪水顺着了圆圆的小脸向下流着。孩子的母亲正面带怒色对站在旁边的护士不停地数落着，护士小王，尴尬地站在一旁，眼圈有点红。

"怎么了？"我走进护士站，边走边问。

孩子的母亲转向我："你这里还是大医院呢，什么技术？你们护士给我孩子头上都扎了两针了也没有扎进去，赶紧给我退药，我们要换医院！"

"消消气，这深更半夜的，给孩子治病要紧，你去别的医院也不一定能保证一针见血，打头皮针很不容易。"

"别给我找理由！就是水平太差，我孩子原来也在别的医院打过针，人家都是一针见血，到你这里，都扎了两针了，别想再拿我孩子练手了。"

"哇——"这时，孩子又可着劲号起来，随着哭声，孩子又拉起屎来，孩子是开裆裤，没有裹尿布，稀水便流了孩子父亲一裤子。

"哎呀，孩子又拉了。"孩子爸狼狈地喊了一声，孩子母亲急忙掏出卫生纸，匆忙给孩子和孩子爸擦着。

"哎，怎么办呀，今天都拉了快10回了！给我们也扎不上，真倒霉！"孩子母亲嘟囔了一句。

看到这种情况，我连忙替护士打圆场："你们看看，孩子打不上针是有原因的，你孩子是腹泻，脱水的孩子，血管变瘪了，不太好找。孩子脱水有点严重，赶紧抓紧治疗吧。""打也可以，换人，让你们护士长来给我孩子扎！"孩子母亲斜着眼看着我。

"对不起，现在是半夜，叫人家来不太合适，我们这里每天晚上就一个护士值班，要不让她再试一次吧。"

"那让你们护士保证能一针见血，不然，赶紧退药！"

看见孩子母亲那不依不饶的样子，我内心里非常不舒服。家属的心情其实我能理解，我压了压内心的不快，对家属说："孩子针打不上，我们也很着急啊。这样行不，缓一会儿再让她试一下，说不定就打上了，你们也不用去别的医院了，深更半夜的，我们互相理解一下，孩子的父亲拽了拽孩子母亲的衣角，又给孩子妈使了个眼色，孩子妈说："那好吧，要是打不上，你们必须负责全额退款，包括打开的这瓶药！"

"好吧。"我转身去找护士。

护士值班室里，我看到值班护士正在擦眼泪。她今年刚分到我们科，工作才半年，碰见这样的病人打不进去，也有点经验不足的原因。她红着眼对我说："今天有点发挥失常，我明明摸见血管了，感觉针扎进去了，可是手一松，针就鼓了。另外，孩子母亲在旁边不停地说着不好听的话，我更加紧张，第二针还是鼓了。工作本身就累，还受气，真后悔当初来儿科工作！咱们也是人，她凭什么对咱们这样厉害？"

"换位思考一下，你就能理解家长的心情了。你不要太在意。今天周末值班，没人替换你，你也一定累了；那孩子脱水了，肯定不好打，我刚和家属商量了一下，让你和孩子都休息一会儿，一会儿再试一下，不行，就给他们退药。"10分钟后，开始了第三次的扎针。护士搬动着孩子的头看了一会儿，然后拿着刮胡刀，在孩子鬓角处刮了一下，消完毒，掏出了输液针。

"你们扶好孩子，别让他乱动。"护士边说边很小心地把针伸向孩子那若隐若现的头皮血管，进针了，有回血！看到这里，我深深舒了口气，心里的石头落了地。孩子的父母没有说话，但我看到了，他们紧皱的眉头松开了……

当护士打不上针的时候，在医院里时常是可以碰到的。用敌对或者对抗的方法面对医护人员并不是唯一解决的方法，凡事至少有三种解决办法，家长们，你们有什么好办法吗？

我的三点建议

1.医护人员不是您的敌人，请不要当着孩子的面与医护人员争吵，可以找护士长来解决打不上的问题。

2.可以与开药医生商量是否可以改为口服。

3.尽量避免在视线不好的夜间给孩子输液。

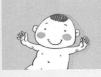

不让患儿家属绝望

"医学有很多局限性，很多病目前还治不了。作为医生，我们真的很无奈。作为孩子的母亲，你已经尽力了，做到无愧我心就好了。有时候，我们要尊重孩子的命运……"

查房结束，那个孩子的母亲来找我，她对我小声地说："我们今天出院了，跟你道声别，真的谢谢你。"

我对她点点头："好的，回去好好照顾孩子，还是我那天劝你的那些话，永远不要失去信心，一定要把营养跟上，再看看中医，或许可以有奇迹发生；即使结果不好，作为家长，你也尽力了，我们尊重孩子的命运，不要有太多的遗憾。"

"知道了，谢谢你，我会好好照顾孩子，再见了。"

看着孩子母亲的背影，我感到很欣慰。欣慰的是，因为她的眼里没有了那日的绝望，而多了一些解脱和自信。

"绝望的眼神"这几个字，不会有人不认识它，可是有几个人真正见过或体会过呢？而这一次，我从这个孩子的母亲眼里看到了，并且不敢回想，只要想起那眼神，一股无名的痛会迅速渗入我的心脏。

一天晚上查房的时候，我看到一个中年妇女迎面向我走来，她端着一个脸盆，两眼无神，并且透露出一股绝望，连

266

走起路来都跟跟跄跄，那种样子透露出来的一种不可言状的悲痛，迅速射入我的心灵，让我忍不住想知道到底发生了什么事情。

我推开了那个病房的门，我看到孩子妈正在给孩子洗脚，那孩子精神还好，就是瘦得皮包骨一样，瘦弱的脖子上顶着个大脑袋，似乎随时都有要支撑不下去的感觉。"你忙完了到办公室找一下我好吗？"我对孩子母亲说。

孩子母亲走进了办公室，我让她坐在了我的身边："我是今天的值班大夫，我想问问你孩子的病情，你能不能告诉我你为什么那么悲伤？不知道我能不能给你一点帮助。"

孩子的母亲眼泪一下子涌出眼眶："教授今天给我谈了孩子的病情，说孩子的病治不好了，最终是死路一条……"

原来，这个孩子得了很严重的溃疡性结肠炎，先后在四家大医院住，一共住过八次院，也尝试着中医治疗，可是仍然反复发作，不能痊愈。这次在我们医院检查，提示肠道里多发性溃疡，治疗效果非常不好，教授如实向家属告知了病情。

孩子妈妈对我说，孩子是这家里唯一的一个男孩，为了治疗孩子的病，家里的钱已经快花完了。农村家庭，一个男孩的重要性是不言而喻的，而这孩子的到来给他们家庭带来的只是痛苦。现在家属无奈地决定带孩子出院，于是出现了刚才的那一幕。

我耐心地听着家长的叙述，最后对她说："医学有很多局限性，很多病目前还治不了。作为医生，我们真的很无奈。作为孩子的母亲，你已经尽力了，做到无愧我心就好了。有时候，我们要尊重孩子的命运……"

我看到孩子的母亲情绪好了很多，就让她回病房了。一股无名的冲动忽然让我想到了点什么，我跑到附近的一家婴儿商店给孩子买了桶低敏奶粉送给了那个孩子的妈妈。孩子妈从口袋里掏出钱要给我，我推开了她的手，对她说："好好喂养孩子，永远不要放弃。"

　　一个人，活在这个世界里，得到的爱总比付出的多，因为他会从多方面得到爱，父母的爱，亲情的爱，友情的爱，等等，而你却不能完全地回报给那些给你爱的人，但你可以尽量把自己的爱分出来一些，给那些需要你帮助的人。你的一个微不足道的举手之劳，或许能带给另外一个人生存下去的勇气。我想，这或许是我理解的一种平衡，这样的生活或许才会更完美，这就是我理解的一种回报。

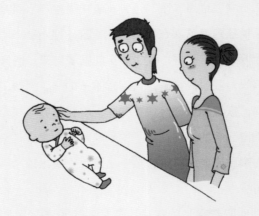

医生是很容易被感动的

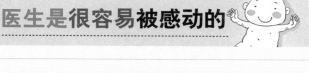

如今，医患关系紧张，许多人对医生印象不好，认为他们医德缺乏，麻木不仁，只会赚钱。其实，绝大多数医生都是善良的。没有哪个医生愿意把病人越治越坏！也没有哪个医生不愿意用最短的时间把疾病诊断出来！更没有哪个医生故意消极怠工，希望惹来官司。

"大夫，给你说句心里话，我对你非常感激，虽然儿子得的是个不太重的病，但总感觉是你救了我孩子一样，真的非常感激。"孩子妈接过我手中的处方，很认真地对我说着。

"不敢这样说，你言重了。"

很久没有听到家长对我说这些话了，尤其是从一个很普通疾病患儿家属口中听到这样的话，我一下子竟然觉得有些不自在，但是内心里竟然忽然涌出一些暖洋洋的久违的感动。

家长离开后，我忍不住对身边大夫说了刚发生的事情。大家都感慨起来。张大夫说："是呀，我也碰见过类似的一件事情，我那天值班，半夜来了个急诊病人，孩子爸对我说：'真抱歉这么晚还把你叫了起来……'真没有想到他们会那么说，你说，碰见这样的家属，你不想好好服务都不行。"

"是呀，其实，我们并不需要什么回报，能听见他们说一声"谢谢"就足够了……"

"感动别人，其实很简单，主要靠大家的互相理解和换位思考……"

大家三言两语地议论了起来。小小的一件事情，我们竟然感动和感慨了半天。

如今，医患关系紧张，许多人对医生印象不好，认为他们医德缺乏，麻木不仁，只会赚钱。其实，绝大多数医生都是善良的。没有哪个医生愿意把病人越治越坏！也没有哪个医生不愿意用最短的时间把疾病诊断出来！更没有哪个医生故意消极怠工，希望惹来官司。其实，所有的医生都有一个愿望，希望自己的患者顺利治疗和出院，不要发生任何意外。

然而，有些人看病的时候，载着有色眼镜看医生，用敌意和怀疑甚至恶劣的态度对待医生，一些媒体片面的报道，把所有的问题都推到医生身上，似乎一切都是医生导致的。在这样的氛围下工作，恐怕没有几个医生还能坦然去工作！儿科医生更难当，我看到了，今年的毕业生，即使很难找工作，也没有几个愿意主动来儿科工作。

我们科室，十年时间，走了20多个医护人员。我们这里，几家知名的大医院为了降低风险，撤销了儿科住院部和新生儿科室。然而，有关儿童疾病的大事却接连不断出现，一会儿是毒奶粉肾脏结石，一会儿又是手足口病蔓延，儿科医生要承受多么大的预防和治疗任务啊！

不要不理会医生的建议

一知半解而且自以为是的家长真让人头疼，但可怜的是孩子……

站在我面前的是个9岁的男孩子，面色很差，呼吸费力，难受地低着头。我一看，就知道是一个典型的哮喘急性发作的孩子。

"你孩子是哮喘急性发作，需要立即住院治疗。"我说。

孩子妈说："能不能在门诊治疗。"

"不行，这样有危险。孩子需要立即吸氧。"我回答。

"那你在门诊给我孩子吸氧不行吗？"孩子妈疑惑地问。

"我们门诊不能吸氧，孩子很严重，你不敢再耽误了，需要住院正规治疗。好转后，就可以带药回家治疗了。"

"那我没有带多少钱。"孩子妈说。

"不要紧，我们先积极治疗孩子，你抓紧联系家人送钱来。孩子需要正规治疗，只有接受正规治疗，孩子才能好。"说完，我给住院总打电话，说明了孩子的病情。

在住院总的亲自带领下，孩子被送到了病区治疗。病区已经没有了床，但考虑孩子的严重性，护士长找来了一张加床先安顿孩子。

氧气很快吸上了，液体也扎上了，孩子缺氧的状态稍微改善了一些，一切都是那样的顺利。我想，又一个哮喘的孩子得救了，真好。

271

然而，谁也没有想到，一个意想不到的事情发生了。

中午时分，孩子的爸爸来了。他大吼一声："住什么院！为什么不在门诊给我孩子处理？"

我回答道："孩子病情重，在门诊治疗有危险。"

"有什么危险？！我们孩子类似情况很多次了，每次一打针就好。"孩子爸瞪着眼睛质问。

"这说明你对这个病不了解。正因为你没有正规治疗，所以反复发作。"我看着孩子的父亲。

"哮喘怎样叫正规治疗，能彻底治疗好吗？"孩子爸爸用不屑的眼光看着我。

看来孩子的父亲对疾病不是很了解，我耐心地给他解释着："把这次急性发作控制好后，需要长期吸入药物治疗。大部分孩子能好。"

"多长时间能好？"

"大约两年。"

"你能保证我孩子两年能好我就住院。"孩子爸爸带着挑衅的目光看着我。

"我不能保证。"我回答道。

"我就知道你会这样说。我们看这个病很长时间了，也吸过药物，根本除不了根。都说我孩子根本好不了。我看你们这里的治疗和我家附近诊所治疗没啥两样。我们不住院。"

"我们能做到的都做到了，您要是这样认为的话，请在病历上签字，拒绝住院就可以了。"我对孩子父亲说道。

孩子爸给孩子妈使了个眼色，让护士拔了针，带着孩子走了。无知者无畏，这样一知半解而且自以为是的家长真让人头疼，但可怜的是孩子……

请不要因着急而丧失理智

"难道只有您的孩子重要，病房里其他患儿都应该给您让出病床吗？现在您的孩子还小，他还不懂得您为什么这样。等到他长大了，他也会模仿您，可能会变得自私、无礼，不要给孩子树立这样的榜样……"

周日的上午，病房发生了一件非常不愉快的事情。事情发生后，大家心里都不舒服，不少医生感慨，儿科医生越来越难当了。我希望家长们看了这个故事，注意一些就诊技巧。当孩子生病需要住院却没有床位的时候，你应该怎样去做。

事情是这样的。上午十一点左右，一个妈妈抱着一个小孩到住院部问我们是否有床位，她说孩子在儿童医院看了，没有床，所以来我们医院再看看。可是我们科室也早已没有了床位。因为近期天气突变，生病的孩子特别多。上午十点，我们科室连加床都收满了。我看到这个孩子病历上的诊断是"上呼吸道感染"，劝她不要紧张，完全没有必要住院。可是孩子的妈妈说孩子发热，很紧张，所以要求住院观察。

正在这个时候，孩子妈妈忽然看到了一个患者家属拿着我们教授开的住院证走了进来，她忽然情绪激动，语气生硬，非常不礼貌地质问我们的教授，为什么这个孩子能住进来，而她的孩子住不进来。

教授解释道："因为人家来得早，所以有床位……"还没等教授说完，孩子的母亲忽然失去了理智，对着教授破口大骂起来："你们这些医生白白受了这么多年高等教育，平日里不知道收了患者多少好处……"在大家的劝说下，孩子妈妈骂骂咧咧地走了。

事情过后，教授在自己的博客里写道："虽然这件事情已经过去了，但是好像有一根刺扎在了心里。我们办公室的每一个人都比您的年龄要大许多，您就这样毫无顾忌地吵闹，难道只有您的孩子重要，病房里其他患儿都应该给您让出病床吗？现在您的孩子还小，他还不懂得您为什么这样。等到他长大了，他也会模仿您，可能会变得自私、无礼，不要给孩子树立这样的榜样……"

　　我的心也久久不能平静，孩子生病，家长焦虑的心情可以理解，但是她的做法是多么的错误啊，她发泄的同时也侮辱了医生的人格，没有人同情她，她自己堵死了在我院继续治疗的路。

　　平日里，我们最关心孩子的教育问题，都希望自己的孩子长大后成为一个德才兼备的人。可是，孩子的成长，很多时候，家长只注意孩子的成绩，忽视自己对孩子的影响。孩子的性格其实来源于对父母的模仿。您怎样面对身边的人，孩子也会同样地对待他人。您对疾病的态度，其实就是面对生活中的困难的态度。这些都会影响到孩子。

　　孩子生病，辱骂医生对自己和孩子没有一点好处。要学会和医生搞好关系，解决问题是根本，别堵死了就医的路。

当住不进医院时，您完全可以这样做

1	面对不严重的疾病，可以在门诊治疗观察，有疑问，随时找值班大夫查看
2	在护士办留下姓名和电话，第二天有空床了，让他们及时通知您
3	找医院熟人，联系加张床
4	可前往其他医院住院治疗

医生要经常站在患者的角度思考

"如何能当一个好医生呢？"我对他们说：除了不断学习以外，应该还要有四个心和一个换位。四心就是爱心、良心、责任心和自信心，换位就是能学会换位思考。有了这几个"法宝"，相信我们的患者对我们会越来越信任。

不久前当我接到《健康时报》编辑赵安平老师布置的题目《我向患者学些什么》的时候，我的心灵忽然被触动了一下。说实话，虽然我是一名已经工作了14年的主治医生，可是却从来没有从这个角度仔细思索过。

我是一名儿科医生，接触的患者都是儿童，要说从患者身上学到什么，我想我学到的最直接的东西是临床经验。在我们这个肩负着教学任务的三级甲等医院当医生，几乎每天都可以见到各种疑难杂症的患儿，在教授的带领下，我们每周都有病案讨论。除了医生们自己讨论，还要组织实习学生们讨论。所以我们这些年轻医生诊治疾病的水平提高得很快。

但是我想，这并不是全部。从患儿和患者家属身上，我其实还学到了两样重要的东西，一个是乐观面对生活的态度，一个是换位思考。

在我们儿科，经常会看见一些被家属抛弃或放弃治疗的孩子。这些孩子，大多是患了危重的或无法治愈的疾病，碰见这样的事情我们感觉很无奈。当然也有相当一部分家长，即使孩子病情很严重，也不离不弃。这让我们这些医生特别感动。

　　浩浩2岁，是我曾经主管的一个小病号，他几乎每月都要来我们科住几天院。他得的是一种罕见的遗传代谢病，前一阵子因为发生酸中毒来住院。每一次他来住院时，他的妈妈总是面带笑容对我说："大夫，我们又来了。"然后，孩子按部就班地治疗，好转后，浩浩妈又带着笑容说："我们回家了。"有人在背后问我，"你那个患儿的妈妈怎么没有一点痛苦的表情？"其实并不是这样，我曾经问过浩浩妈对自己孩子疾病的看法，她对我说："碰见这事了，我又能怎样，我总不能把他扔了，他毕竟是我身上掉下的一块肉。换作别人，也许会扔了他，可我不能，我不知道他能活多久，可我愿意牵着他的手，走多远是多远……"我听后非常感动。浩浩妈能这样坦然地面对生活，没有被困难压倒，就是因为她有一颗乐观勇敢的心。我想，这不正是我们所有人面对生活困难应该具备的东西吗？

　　我学到的另一样东西就是换位思考。在我刚工做作的第一天，我们主任曾对我说过一句话："等你结了婚，有了孩子的时候，你才能成为一名真正的儿科医生。"那时候，我还没有结婚。听他这样说感觉很不好意思，根本不理解主任对我说的真正含义。刚工作的时候，我不理解病人过激的情绪，甚至还和病人家属发生过口角。后来，我为人母，有了自己的孩子，对患者家属越来越理解，对他们一些过激的行为也能坦然面对了。

　　过年的时候，我收到一封患者寄来的信，是我曾经主管的一个小患儿寄给我的。信的第一句话是孩子写的，孩子只写了一句："祝福刘阿姨新年快乐"；后半部分是孩子的父亲写的，孩子的父亲写道："孩子在您和教授以及许多好心人的呵护下，恢复得很好。我们很怀念在西安那段令人难忘的时光，尤其是您为病人换位思考的思想，都是我们一生难忘的。希望您早日当上教授，为更多的患儿解除病痛……"

看着孩子父亲称赞的话语，一种莫名的感动涌上心头。

有患者说，医生当久了，就会变得很麻木和冷酷，因为经常面对死亡，就习以为常了。这是患者对我们的误解，医生也是人，是人就会有各种各样的情感。大多医生都是好的，都有一个愿望，就是希望自己主管的病人顺利地治疗，健康地出院；有医生说："医患关系太难处理，患者要求太高，不讲道理。我们想着如何治疗疾病，患者却想着如何找我们麻烦。我们经常是出力不讨好。"这是医生对患者的误解。其实有病的患者最痛苦，我们要理解他们，容忍他们发脾气。大多时候，只要我们能换位思考，许多不愉快的事情就解决了。

如今医患关系越来越紧张，加上媒体总喜欢报道一些负面的新闻，于是我们这些常年超负荷工作的临床医生转眼间都变成了"白狼"和"乌鸦"。我们似乎一无是处！其实哪个职业都有好人和坏人。但是我坚信，好人还是占绝大多数！

好好想一想，所有的现状，都不是大家故意要这样的。一方面是我们医患沟通得远远不够，服务质量还有待进一步提高；另一方面是患者对我们信任度不够。其实这也不全是坏事，因为这间接说明了人类对医疗服务亟待进一步提高的要求。

我的一些学生曾问我一个问题："如何能当一个好医生呢？"我对他们说：除了不断学习以外，应该还要有四个心和一个换位。四心就是爱心、良心、责任心和自信心，换位就是能学会换位思考。有了这几个"法宝"，相信我们的患者对我们会越来越信任。我想，随着我国医疗制度的逐渐完善，医患关系一定会得到很好的改善。

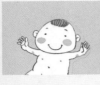

命运有时候
不一定像安排的那样

"一个人的命运有时候不一定像命运安排的那样。我就是一个例子，几年前查体，医生发现我的心脏有问题，可是，这么多年过去了，我没有一点症状，活得好好的。所以，我在想，这个孩子也如此，既然来到了这个世界，我们就接受她，给她一个生的机会。"

深夜，产房忽然打来电话："一个复杂先天性心脏病的孩子要出生了，请你们来产房会诊一下。"

在产房里，我见到了刚出生的小孩子，她哭声响亮，但是四肢末端发绀。产科大夫对我说："孩子的家长是心外科大夫，很好沟通，孩子的情况和预后，他都知道。我问他为什么要这个孩子，他这样对我说，给孩子一个机会……"

心外科的大夫孩子是先心！我的心颤动了一下。这样的结果会带给这个大夫以及家人怎样的打击？给孩子一个机会！这又是一个常人难以想象的决定！

在产房外面，我见到了孩子的父亲，他一脸的淡定，看到我推着暖箱出来了，他帮着我一起推着暖箱。回到了新生儿科，我让孩子父亲在等待区等我，我到病区去取病危通知单和住院须知。

在签字区，我和孩子的父亲面对面地坐着。我掏出了厚厚的一沓住院须知和病危通知单，然后准备向他说孩子的病情和住院须知。孩子的父亲打断了我的谈话："这些我都知道，我不看了，你给我吧，我签字。"

夜，静悄悄的。签字室里，只能听见笔尖划在纸面上的沙沙声。

我犹豫了片刻，对孩子父亲说道："我刚听产科大夫说，你说要给孩子一个机会，这句话让我很感动。能不能给我说说你们为什么会有这个决定。我知道，你做出这个决定是需要勇气的。孩子在胎内已经诊断，为什么不早点选择引产？"

"发现的时候，已经7个多月了……"孩子的父亲眼圈忽然红了，他哽咽住了，他转过去了身子，我看到，他的眼泪还是流了出来。我急忙掏出了面巾纸递给他，我的喉咙里也像塞了东西。我静静地坐在他的面前，等他情绪的平静。

过了一会儿，孩子父亲对我说："另外，我们也想要这个孩子，既然她来到这个世界，就尊重她的命运，顺其自然吧。你们尽力救治就行了。无论结果如何，我都能接受。一会儿孩子的爷爷姥姥要过来，能不能麻烦你给孩子的爷爷姥姥再谈谈病情。"

"我们一般是不给家中的老人谈话的，因为担心老人受不了，出危险。有一次，孩子的父亲不在，我们给老人谈话，老人吓得昏厥了过去。后来我们把老人送去了急诊科，我们规定，一般是不给老人谈病情的，这个请你理解。"我向孩子的父亲说明了实际情况。

"你放心吧，他已经知道情况了，他们是非常开通的人。"孩子的父亲对我解释道。我犹豫了一下，同意他让老人过来谈话。

签字室的门打开了，孩子的父亲把两位老人引了进来，孩子的爷爷走在前面，他拄着一根拐杖，慈眉善目，脸上竟然带着微笑。孩子姥姥跟在后面，面色凝重。

　　我让两位老人坐下来，小心翼翼地问了一句："我听你女婿说，你们已经知道孩子病情了？你们还有什么需要咨询的，我会如实地告诉你们。"

　　老先生两眼炯炯有神，他微笑着对我说："我们来这里，只想对你说，请你们不要有任何心理负担，你们安心地治疗孩子，无论孩子最终结果如何，无论花多少钱，我们都不会有一点怨言……"

　　我非常感动，真没有想到孩子的爷爷竟然这样通情达理。老人温暖的话不像是对医生说话，倒像是对自己的家人在说话。

　　老先生接着对我说："一个人的命运有时候不一定像命运安排的那样。我就是一个例子，几年前查体，医生发现我的心脏有问题，可是，这么多年过去了，我没有一点症状，活得好好的。所以，我在想，这个孩子也如此，既然来到了这个世界，我们就接受她，给她一个生的机会。"

　　老人说这些话的时候，我看到，孩子的父亲和姥姥的眼圈都在发红。

　　我对老人说："谢谢你给我说了这样的话。真的非常感谢你们一家对我们的信任。孩子的爸爸和我一样，又是同行，你放心，对你们的孩子，我们会更加尽心地照顾。"

　　孩子一家对我道谢后，起身要离开，我忽然忍不住说了几句话："我想说几句心里话，有些事情，看上去以为不好的事情，可是，一定有它正向的意义。我是搞哮喘专业的医生，没有想到我的孩子得了哮喘，刚开始挺难接受的。可是，后来我治疗好了自己的孩子，还帮助到了很多和我孩子一样的小患儿。我知道，你们的女婿正在读心外的研究生，我在想，这或许是老天的安排，让他今后成为一名非常优秀的心外科医生。我也相信，他一定会成为一名非常优秀的外科医生！"

"哈哈哈哈，谢谢你的话。我相信你说的话。"孩子的爷爷开心地大笑了起来。

随着老先生笑声的传递，我看到，孩子的姥姥和爸爸脸上也第一次露出了笑容，他们一家微笑着向我挥手告别。

返回了新生儿病区，我看到了暖箱里的小孩子，此刻的她，正安静地睡着，在低流量的氧气吸入下，她四肢末梢的发绀现象已经完全消失，心脏上听不见明显的杂音。

孩子啊，你生在这样一个家庭，真的太幸运了，他们给了你一个生存的机会，我相信，你也一定会给他们一个奇迹……

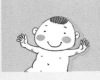

让孩子拥有慈悲心

慈悲之心，做人的根本，更是从事医学事业的前提条件。不能想象，一个没有慈悲之心的医生能全心全意为患者。不能想象，一个没有慈悲之心的医生能尽量让患者少花钱却治好了病。

教室外，是蒙蒙细雨，校园的小路上积满了雨水，孩子们脚步溅起的水花，在时隐时现的阳光的折射下闪着银光。走在我前面不远处，几个学生大声说着话，很快乐的样子。看来他们并不被这样的坏天气所影响。年轻真好啊。

忽然，我前面的一个男生弯下腰，捡起了一条正在路面上爬行的蚯蚓，他高高地抬起手伸向旁边的同学，几个女生尖叫着跑开了。那个男生脸上露出勇敢者得意的表情，一甩胳膊，那条可怜的蚯蚓被甩到了一个女生脚边，那个女生大叫了一声，跳了起来。学生们哈哈笑了起来，一起快乐地走远了。

看到眼前发生的这一幕，我的心忽然被触动了一下。我想知道，这个男孩子的行为在女孩子心里是什么感觉？是觉得他很勇敢？还是很幽默？还是很讨女孩子的欢心？我不知道这些孩子们的心理。

我多么希望看到的镜头是这样：学医的男孩子拾起那只迷路的蚯蚓，友善地把它放到花园里的泥土里。

忽然想起了如何教育我们的孩子，不久前轰动全国的"李天一事件"，让我们这些当教师和家长的人感慨良多。看上去那么可爱的孩子怎么能做出犯罪的事情？不少人说，"李天一事件"，是家长教育的失败。我想，这里面的确有这部分因素，家长教育的重点放到了孩子的"才"和"名"上。虽然孩子成才了，可是，缺失了"德"的教育，少了慈悲之心，少了社会责任感。

我们常说，要教育孩子成为一个德才兼备的人。什么叫"教育"呢？古人云：教，上所施下所效也；育，育子使从善。而让孩子从善，不是说你告诉他怎么去做他就知道怎么做了。家长们的一言一行，都会影响到孩子。

慈悲，是要培养孩子心中有爱。我们不但要对所有的生命有爱，也要对死去的生命尊重。不久前，重庆医科大学的学生拿着人体的尸骨嬉戏，并且把"玩尸"的照片发到网上；还有那个把新生儿当玩具的实习护士，也遭到了辞退。我想当那些孩子拿着死者的骨骼，以及看着小婴儿的时候，他们当时的举动和上面故事中的孩子类似。他们不是有意的行为，他们只是想玩玩，但折射出我们在培养孩子时对慈悲心肠的忽视。

慈悲之心，做人的根本，更是从事医学事业的前提条件。不能想象，一个没有慈悲之心的医生能全心全意为患者。不能想象，一个没有慈悲之心的医生能尽量让患者少花钱却治好了病。

纵观我国古代的所有名医，都是品德高尚之人，都有菩萨般的慈悲心肠。隋末唐初的名医孙思邈，先后被隋文帝杨坚、唐太宗李世民、唐高宗李治征召，要他到京城做高官，但他都婉言谢绝了。他对使臣们说："我居住在山林之中，不是为了隐居，而是便于就近采药给百姓们治病。患者们绝大多数很穷，无钱看病买药。我用山林中的百草给他们治病，不会耗费他们多少钱财。"他的心肠无比慈悲，这与他信奉道教是分不开的。他遵从道教的宗旨，爱护一切生灵。爱护一切生灵的人，绝不会不爱人类，绝不会不爱病人。

培养自己的孩子，尤其是培养学生，一定要培养他们的慈悲心肠；而培养慈悲心肠，要从爱护生灵做起，包括将笼中鸟放归山林，将迷途的蚯蚓送回土地。

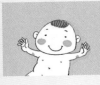

孩子照着家长这张镜子在学样

父母在日常生活中的言行，往往不知不觉影响着孩子。在家庭中，父母是孩子生活中的"镜子"，想让孩子成为怎样的人，父母首先应是怎样的人。

眼科诊室里，拥满了看病的人。看到那一个个天真的却是低视力的孩子，我痛在心里。今天的我，转换了身份，不是医生，而是患者的家属，领着孩子来看病。排在我前面的是一个看上去和我儿子差不多大的5岁的男孩子，鼻梁上架着一副眼镜。小男孩由母亲领着，站在队伍里。孩子的父亲皱着眉头坐在门口的椅子上。

等待中，我和那个孩子的母亲聊了起来。孩子的母亲告诉我，半年前，他的孩子被检查出了弱视，后来配了眼镜，可是感觉效果不好，孩子的视力没有多少改善，所以今天来复查。我们说话期间，我的孩子和那个孩子也很快混熟了，互相出着鬼脸，说着他们喜欢说的话。

我问孩子的母亲："你是怎样发现的？"她说："我发现孩子喜欢侧着脸看东西，所以就到医院检查了，没有想到他一只眼有弱视。你呢？"

我告诉他："我是无意给孩子测了一下视力，发现他左眼视力不好，就赶紧领他来看。"

　　此时的两个小男孩子，已经忍不住久站的无聊，竟然嬉笑着追逐起来。我和那个母亲不约而同伸出胳膊，把孩子拉回了人群："听话，别喊叫，不然看病的医生就听不见病人说话了。"为了防止孩子再次乱跑，我们都把孩子抱在了怀里。

　　终于到了那个孩子检查的时候了，检查中，孩子的母亲问老教授："为什么我的孩子视力没有好转？都戴了半年眼镜了，感觉视力下降了。"教授观察了一下孩子的眼镜，问："你在哪儿配的眼镜，镜片已经毛了。"孩子的母亲说："好像在儿童医院。"老教授说："你不应该在那儿配，那里没有这里正规。"

　　"什么呀，就在这里配的！"坐在门口的小孩子的父亲忽然走进诊室大声喊了一句，声音里明显有不满。教授问："你们刚才不是说在儿童医院配的吗？"

　　"她有病！你听她胡说！我们就是在这里验光，在这里配的眼镜。怎么越治越差！"孩子父亲的话冒着火药味道。教授的脸上明显露出难堪的样子。

　　诊室里一下子安静了下来，大家都瞪着眼，张着嘴，吃惊地看着这个正在发火的父亲。教授低着头，看着病历，停顿了一下，对孩子的父亲说："你带孩子去验个光，验完再说吧。你先去交费吧。"说完，递给那个父亲一张交费条。孩子的父亲拿过交费条，皱着眉头扭头向室外走去。出门时，他猛一甩手，门在他身后"砰"的一下关上了。在场的人都吓了一跳。老教授皱着眉头对孩子的母亲说："你那位怎么火气这样大？"孩子的母亲低着头，红着脸，没有吭声。她站起身，准备离开诊室。她的孩子挣开母亲的怀抱，快乐地奔向诊室门口，没有想到，他忽然学着他爸的模样，猛一关门，门"砰"的又一次重重关上了。人群发出唏嘘之声。我看在眼里，忍不住说了一句："哎，家长什么样，孩子就学什么样！"

"哈哈，家长什么样，孩子就什么样！"我的儿子忽然大声学着我的腔调说了一句。

万万想不到，我的儿子对刚才发生的事情很感兴趣，他忽然挣开我的怀抱，跑到门口，"砰"的一声也把门关了一下。原本坐在一边的他的爷爷一把拽过孙子，吼了他一声。我感觉脸很红，生气地对儿子说："你再那样，小心我打你。"儿子一点也不害怕，向我做了个鬼脸，又向诊室门口走去。他爷爷揪住他，照屁股上给了一巴掌。儿子哇哇哭了起来。我赶紧把孩子抱出诊室大厅，对他说："不能那样！那样是不礼貌的，坏孩子才那样做。"儿子一脸迷惑："为什么不礼貌？""你那样关门，影响了医生工作，医生生了气，就不能给你好好看病了。"儿子似懂非懂地点了点头。

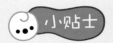

　　父母在日常生活中的言行，往往不知不觉影响着孩子。在家庭中，父母是孩子生活中的"镜子"，想让孩子成为怎样的人，父母首先应是怎样的人。家长是孩子的镜子，孩子照着家长这张镜子在学样。

医患之间**太需要沟通了**

"我们跟你们的希望和目的是一样的，都是希望在最短的时间里能治疗好孩子的病。"

周末的时候，值班大夫给我们组收了个早产儿。周一的早晨，我跟随教授一起查房，查房时，我们没有看见孩子的父亲，小婴儿的奶奶照顾着孩子，听老人家讲，孩子的父亲在产科正照顾着孩子的母亲。我检查完了孩子，向她老人家讲明了一些注意事项，并告诉她，孩子随时有危险。

中午时分，一个年轻人气势汹汹地走进值班室，在办公室里高喊："周末的时候，你们给我孩子告了病危，可是现在孩子头上有胶布，也没人帮助去掉，你们这里护理太差劲了！"

经过询问，我得知这是早产儿的父亲。我说："有什么问题慢慢说，不要着急。在我们这里，护士的问题，你可以直接找护士，疾病的事情，你来问我。"

孩子爸一脸怒气，生气地说："你们就知道互相推诿，我孩子，到底谁管，我刚找过护士了，护士说让我们自己蘸点水处理。我想问问，你们科室谁负责？"

"你稍等一下，我去了解一下情况，你先回去，我马上去找你。"

287

在护士站，我找到了主管护士小芳，小芳解释道："刚才给他解释过了，担心揭胶布揭了他孩子的头发，让他先蘸点水慢慢把胶布取下来，就这他都不愿意，真是小题大做。"

我到病房去找孩子的父亲，人没有在，听说他去吃饭了。我按照病历上的电话打给了他，让他吃完饭到办公室找我。

孩子的父亲很快就回来了。我让他坐在了我的旁边："我自我介绍一下，我是你孩子的主管医生，你的心情我很理解，孩子出生不顺利，又告了病危，心情一定很焦急。但你们既然住在了这里，首先要信任我们。我们跟你们的希望和目的是一样的，都是希望在最短的时间里能治疗好孩子的病。我们的护理不同于有些医院，住院的时候已经都告诉你们了，因为我们这里不是全封闭的，就是说要求家属和我们一起配合。

"我刚问了我们的护士，刚才护士也是担心揭胶布揭掉了你孩子的头发，让你帮着蘸点水慢慢取下来，她没有给你说清楚，可能你有点误解了。以后有什么意见，提出来，我们及时改正。如果你不愿意这种护理，可以把孩子转到无陪人的医院。你孩子目前还平稳，可是面临很多危险，但是你放心，只要孩子住在这里，我们就会尽心去治疗和监护……"

"大夫，你不用说了，之前，我不了解你。可听你这样一说，我就放心了。我明白了，我们之间缺乏的是沟通。我以后一定会好好配合你们。"孩子爸脸上露出了笑容。

如今，医患矛盾有逐年升高趋势，许多人对医生印象不好，每每看到医生，觉得他们冷漠，似乎拒人于千里之外；而医生对患者也印象不好，认为他们总喜欢鸡蛋里挑骨头，喜欢打官司。为什么会这样？因为缺乏沟通，心就远了。

做孩子智慧的家长

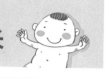

　　1. 只有周围环境好了，围绕在孩子旁边的都是好孩子，这样，我们自己的孩子才能持续健康地成长下去。
　　2. 父母的心态对孩子疾病的恢复也有很大的帮助呢。

　　那一天，我拿到了西安家长指导中心颁发的《智慧家长学习班》的毕业证书，我顺利毕业啦，内心充满了喜悦。

　　走在回家的路上，耳边不断地响起北京教育专家郑委老师在课堂上讲的话——"把爱传出去，把幸福带回家"。感觉有股无名的力量在凝聚，我想，自己应该做点什么，让更多和我一样的家长，认识到做家长也是需要终身学习，把郑委老师传给我们的爱继续传下去，传给身边的每个人，把幸福带给大家。

　　我把自己的想法告诉了两个知心朋友，一个是我初中的同桌，做律师的金辉，一个是心理咨询师许博雅老师。一个沉稳、内敛；一个沉静、干练，都在我的进步中给了很多支持。两人听了我的心声不约而同地表示赞成，三人畅聊之后决定一起成立一个公益沙龙，定名"雅竹心苑"。我们利用业余时间，在周末相聚在一起。举办了一期又一期的沙龙，围绕着

289

"健康的定义"——身体健康、心理健康、社会关系健康，从这三个方面轮流主讲。沙龙的主题包括"父母如何做，孩子才健康"、"让我们与父母链接"、"我们的权利"，等等。不久，我们的活动就得到了身边朋友的认可和支持，越来越多志向相投的朋友加入到了我们的行列。

"刘大夫，你们怎么有精力干这个公益事业呢？"有朋友疑惑地问我。

我答道："因为我自己知道作为家长需要终身学习的重要性和紧迫性。我们做对了，孩子才能更健康。"

一个朋友参加完沙龙后感慨地说："过去我认为，只要教育好我自己的孩子就足够了。现在才明白，周围环境不好，自己的孩子还是不能健康地成长，只有周围环境好了，围绕在孩子旁边的都是好孩子，这样，我们自己的孩子才能持续健康地成长下去。我要让身边更多的朋友和我一样明白这个道理。"

而另一个也说："孩子原来得病，我紧张焦虑得要命，听了您的讲述，我才知道，孩子得病也有好的一面，父母的心态对孩子疾病的恢复也有很大的帮助呢。"

我们生活在一个快速进步和发展的时代，一个转型的时期，但同时也是一个缺乏信仰的时代。自己虽不愁温饱，很多朋友也有房有车，然而面对比我们拥有更多物质财富的人却仍然会心理失衡；我们拼命工作，过分看重金钱的作用，却迷失了人生的方向。人与人之间，缺乏了信任和真情，随处看见的是冷漠和旁观。老人倒了不敢扶，小孩子撞伤无人管，医患关系紧张。病患家属在医院肆无忌惮地追砍医生，医生自己也惶惑……一件又一件的事件，引发了人们反思的浪潮。为什么我们生活好了，我们的困惑却越来越多了？为什么医患关系越来越差了？为什么离婚率越来越高了？为什么奥数班屡禁不止？为什么一个优秀的大学生转瞬之间就能变成了杀人犯？为什么杀医生现象层出不穷？

我们需要信仰，心灵需要一个静谧的港湾停泊。令人兴奋的是，我看到了身边越来越多地出现了关注家长教育的团体和组织；更庆幸自己能够得到北京教育专家郑委老师的亲自指导。在他的启发下，我和我的朋友一起加入了和家长一起健康成长的行列。我们尝试着传递爱，尝试着用爱疗愈我们心灵的创伤，用爱作为我们成长的路标。虽然这一切刚刚开始，但是，我们相信，当我们把爱传出去的时候，一定能把幸福带向千家万户。

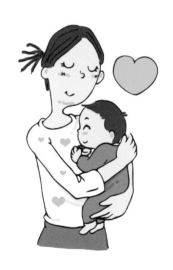

后记：好妈妈也是好医生

十六年前的一天，我去西安医科大学附属二院儿科报到。

走进主任办公室，儿科主任李瑞林教授对我说："海燕，从今天开始，你就是一名儿科医生了。可是现在的你还不是一名真正的儿科医生，只有你结了婚，生了孩子以后，你才是一名真正的儿科医生……"

那时候，刚刚大学毕业的我，还没有对象。听主任这样说，感觉非常不好意思，当时的感觉就是想找个地缝钻进去，那个感觉怪异啊。

随着时光的流逝，我从一名年轻气盛的医生修炼到有一定经验的主治医师，从一个妙龄少女到为人妻和为人母，渐渐明白了主任当初那些话的真正含义。一名儿科医生，光靠在他人孩子那里积累经验是远远不够的。只有亲自经历了养育孩子的过程，才能够把书本上的知识真正地融会贯通。更重要的是，这样的医生才能够体会到患儿家属的心情，体验到养育孩子的艰苦。

感谢儿科黄绍平主任和侯伟教授，是他们让我在儿科中找到了适合自己发展的专业。感谢所有的老师和同事，是他们的教导和陪伴，让我从一名学生成长为一名合格的儿科医生。感谢北京中日友好医院的许鹏飞教授，是他帮助我在自己的专业方面有了全新的突破。感谢我的父母，是他们赋予了我生命，让我有机会体验到人间的喜怒哀乐。感谢我的爱人，他对我的医疗事业给予了有力的支持。感谢我的儿子，是他让我学会了换位思考。感谢我的患者朋友们，是他们让我明白了一个真正的医生应该为患者做什么。

如今的我，是一个13岁孩子的妈妈，一个16年工龄的儿科医生，一个在网络写作9年的草根名博。无论是现实生活还是虚拟网络，我得到了大家的支持，我快乐而充实地活着。因为有这么多朋友的支持，我才能够有勇气把我思我想写出来。我愿做一名信差，把我知道的一切传递到四方。

我想告诉朋友们，我们不是天生的父母，优秀的父母一定是终身学习的父母，也一定是陪伴自己的孩子成长的父母。我相信，只要不断地学习，我们每个人都能成为自己孩子的好儿科医生。

刘海燕

后序：老师眼中的刘海燕

不久前我的学生海燕医生发来邮件让我审阅她的《孩子生了病，妈妈怎么办》这一书稿，并邀请我参加她新书的小型首发仪式。当看完这本13余万字的书稿时，我深深地被她优美的文字所打动，感觉里面的许多故事就发生在我的身边，至今这些故事的"片段"依然能够想起。如果不是海燕医生用文字把这些记录下来，可能不久我们都会忘却，再也想不起来了，感谢海燕医生的辛苦付出，让这些故事定格，让大家从中获益良多。例如"乱投医有什么结果"中，孩子咳嗽两个月，去了6家医院，看了10多个医生。每次去，随便挂个号，然后做血常规检查，然后拿药走人，吃药几天，效果不好，再换医院，换医生。这样的现象在我的日常门诊中常常遇到，这样乱投医的结果只能是延误诊治。再如"孩子喉炎为啥老犯"就是我亲身经历的事情。相信这本书里的许许多多真实事例，会给年轻的父母们带来巨大的帮助。

我和海燕医生专业相同，都是从事小儿呼吸与哮喘专业。在一起工作的时间也较多，她是一个有爱心、有耐心、有责任心并且十分善长与孩子家长沟通的好医生。记得有许多次由于患儿家庭经济困难，无法继续治疗时，海燕医生都会伸出援助之手。海燕医生也特别善长与家长沟通，通过她的沟通，消除了家长的误解，孩子疾病也会得到顺利治疗。

宣传普及疾病防治知识，是医生义不容辞的社会责任。由于家庭的熏陶，海燕医生喜欢写作，她业余时间撰写和发表了许多育儿、健康和防病科普文章，这本书就是这些文章的集合。

海燕医生也是最早应用网络开博客的医生，早在2004年，当博客刚在网络出现的时候，她便有了自己的"儿科医生眼中的世界"搜狐博客，向家长讲述医疗、护理、心理等方面的知识，深受家长的喜欢，访问量已经突破200万，曾经被评为"搜狐十大健康名博"。

2009年在她的帮助下我也开设了自己的博客"陕西儿童哮喘之家"，作为宣传我省儿童哮喘诊治、管理与教育新动态的阵地，目前网站访问量已经突破13万，极大地促进了我院儿童哮喘专业的发展。

善良、真诚、有爱心、有耐心，善于发现生活和工作中的"亮点"，用自己的写作特长把这些变成美丽的文字记录下来，正是独特的"海燕医生"，这也是保持自己快乐幸福的源泉，一定要坚持这条正确的道路，做永远的自己。

2013年9月30日凌晨于西安

侯　伟